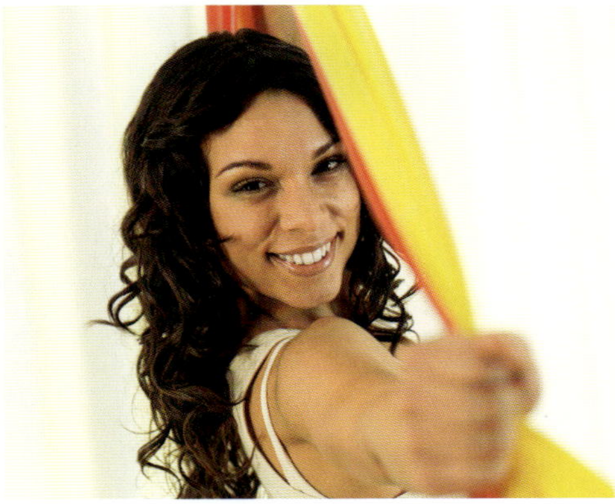

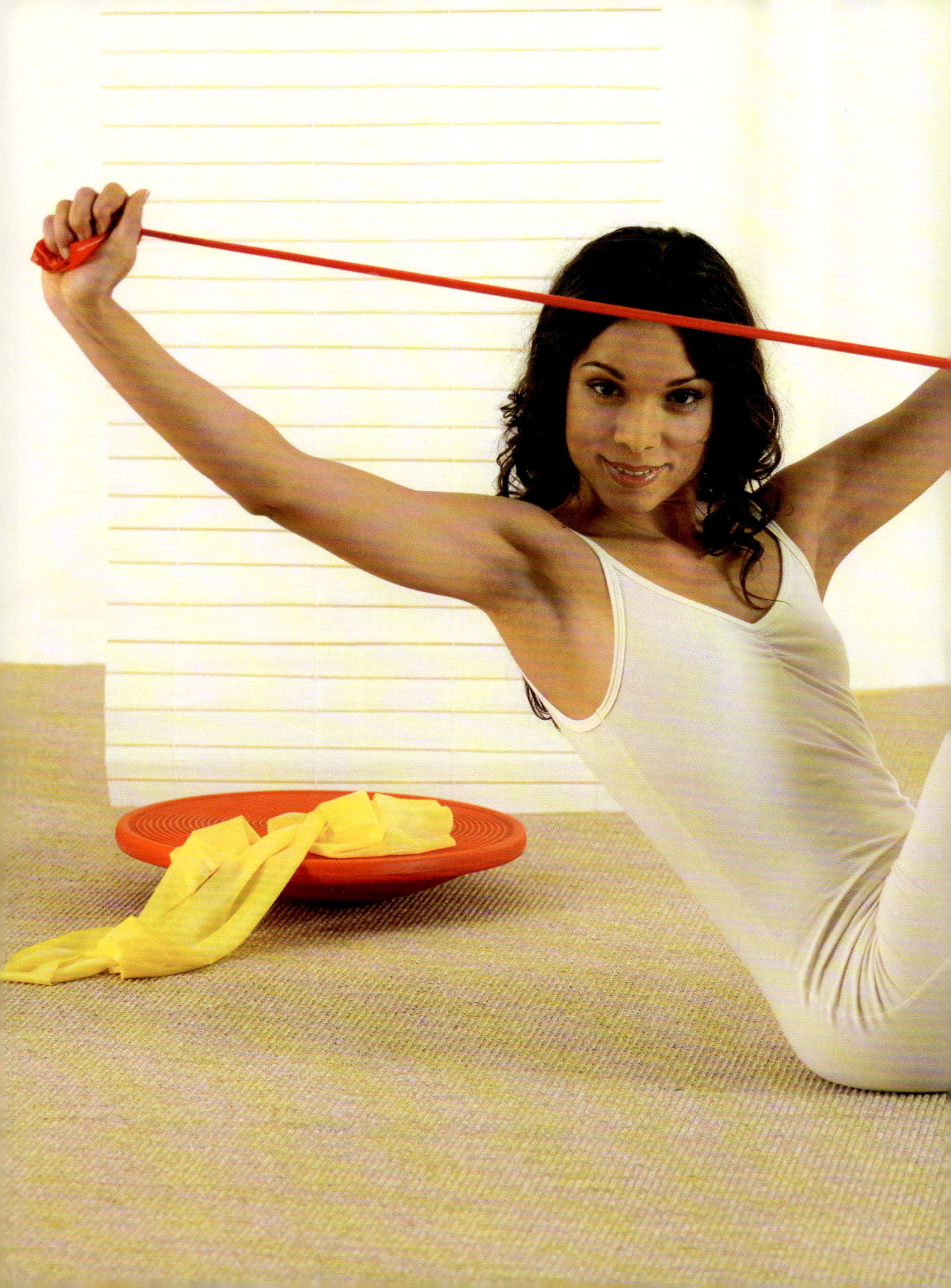

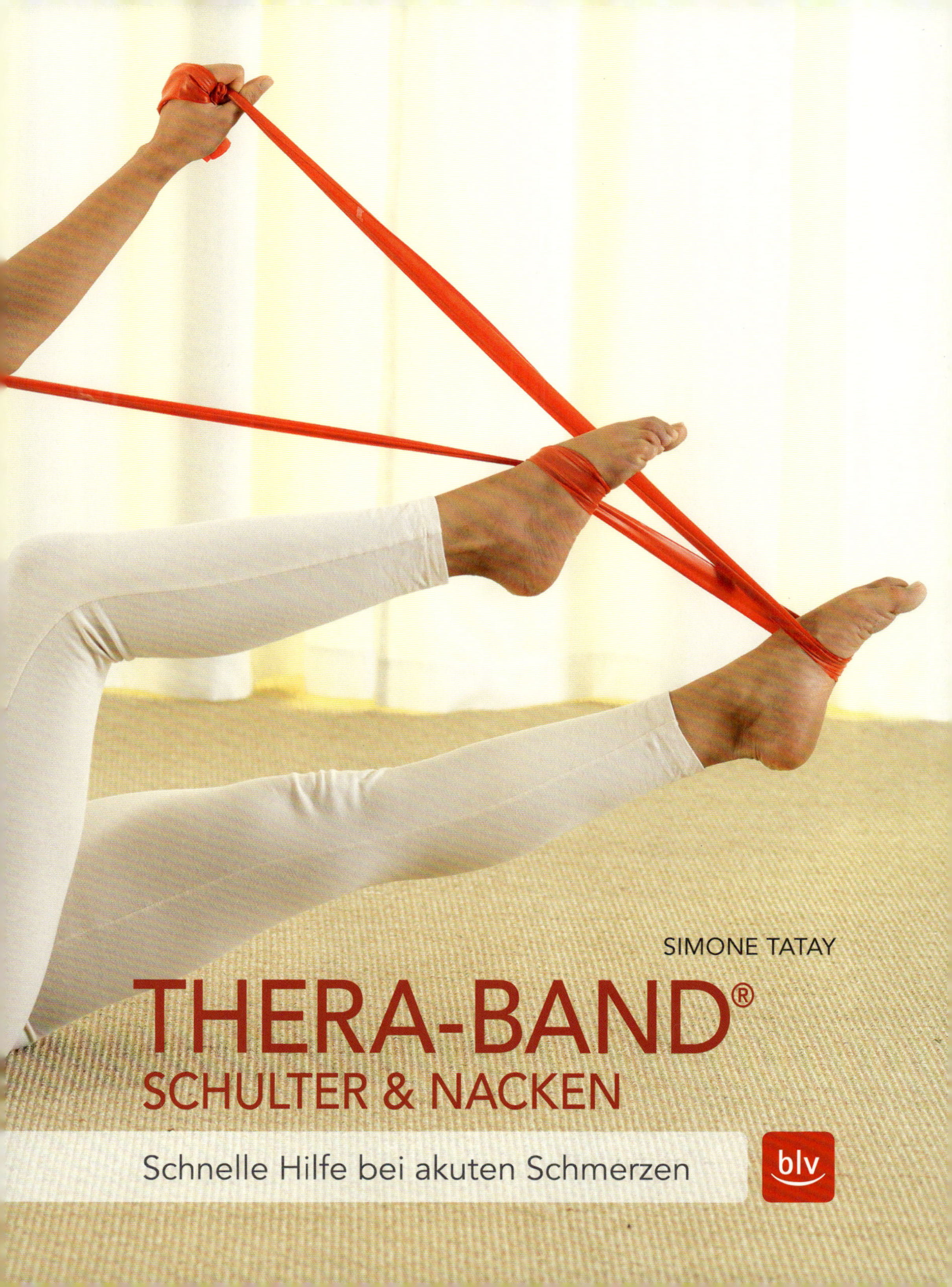

SIMONE TATAY

THERA-BAND®
SCHULTER & NACKEN

Schnelle Hilfe bei akuten Schmerzen

blv

Was Sie in diesem Buch finden

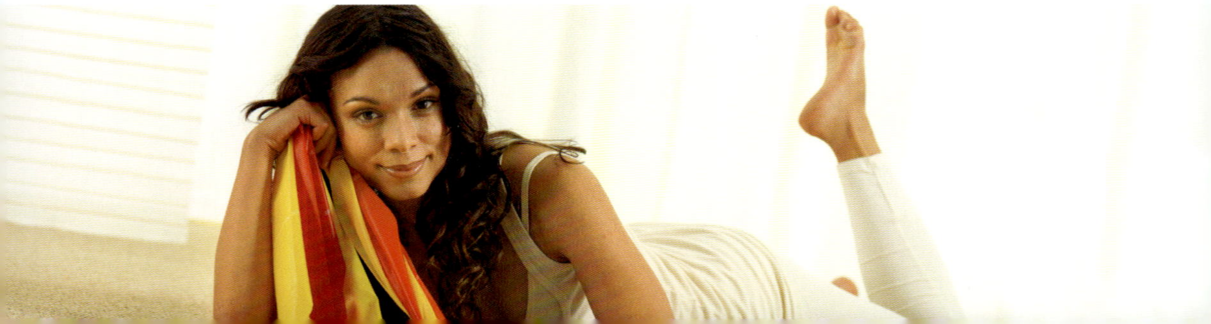

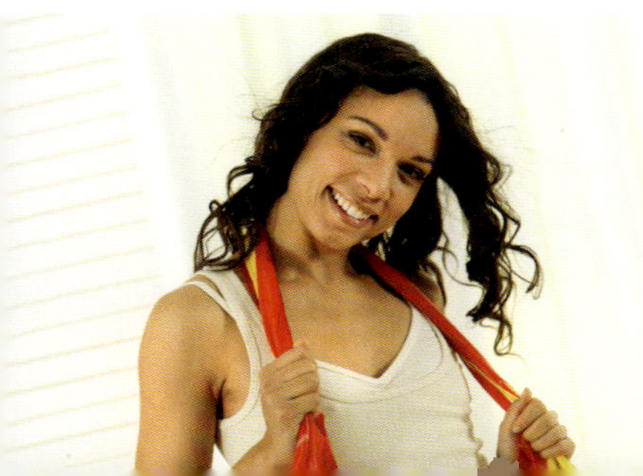

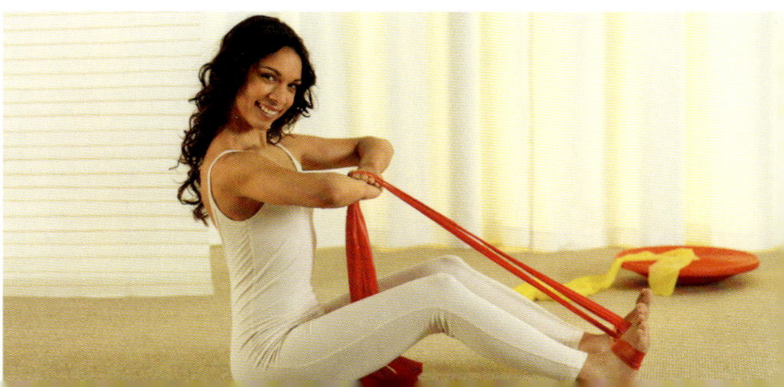

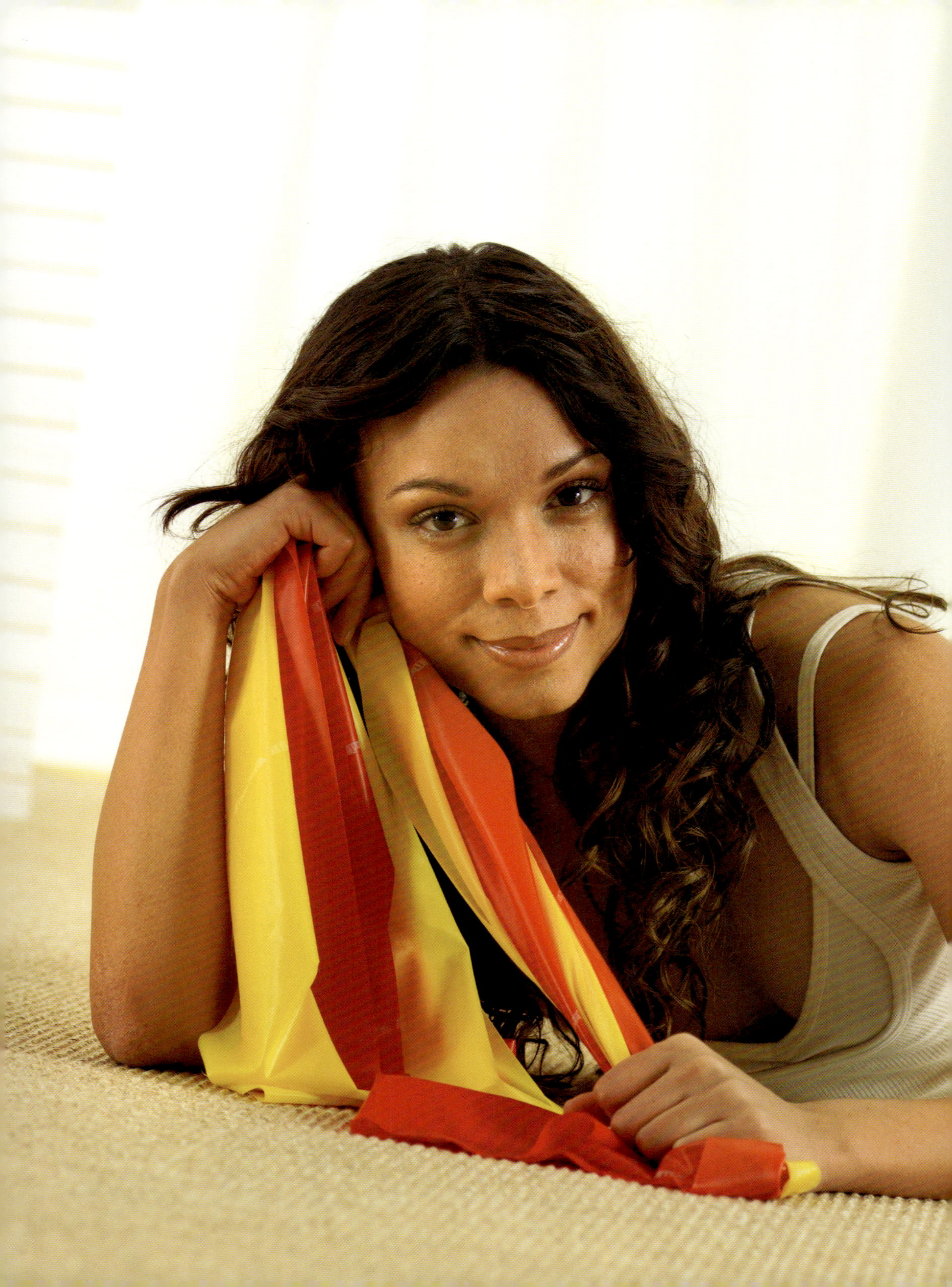

Aufrecht und mit neuem Bewusstsein durchs Leben

Verspannungen und Schmerzen in Schulter und Nacken machen Sie kraft- und energielos. Um ihnen entgegenzuwirken, spielt auch die eigene Wahrnehmung eine große Rolle. Je feinfühliger Sie für die Signale Ihres Körpers sind, desto besser können Sie einer Fehlhaltung oder falschen Bewegungsabläufen entgegensteuern. Gestalten Sie Ihren Alltag bewusster und entspannter.

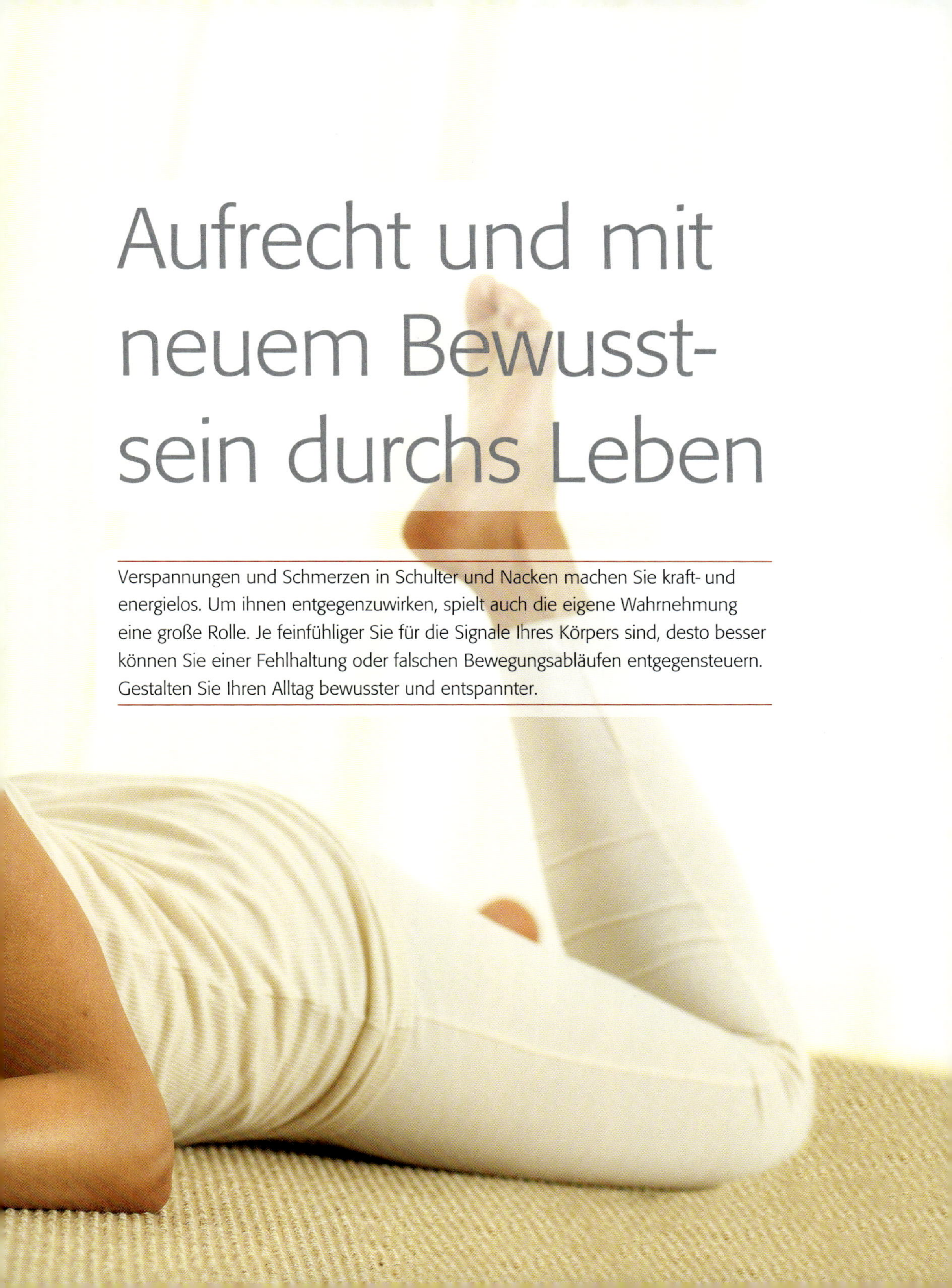

Die Last auf den Schultern und den Ärger im Nacken

Wie belastend Wut, Ärger oder Kummer nicht nur für die Seele, sondern auch für den Körper sein können, spürt man spätestens, wenn sich die ersten Verspannungen im Schulter- und Nackenbereich bemerkbar machen. Die »Last, die wir auf den Schultern tragen«, und »die Angst, die wir im Nacken spüren«, sind im Volksmund gebräuchliche Ausdrücke. Negative Gefühle lassen sich nicht vermeiden, sie gehören ebenso zum Leben wie die positiven. Der richtige Umgang mit der geschulterten Last kann jedoch Ihre Leichtigkeit im Alltag wieder in den Vordergrund rücken.

»Alltags-Weh«

Neben der psychischen Beanspruchung erfahren wir tagtäglich auch körperliche Belastungen.

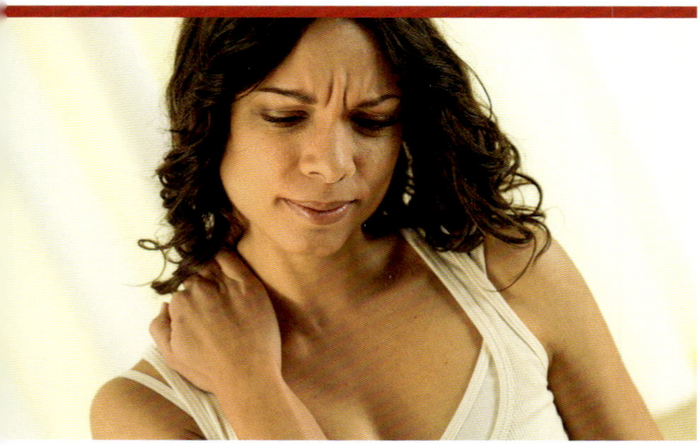

Schmerzhafte Verspannungen sind ein Hilferuf Ihres Körpers. Ignorieren Sie diesen nicht.

Obwohl wir in einer technisch und medizinisch sehr fortgeschrittenen Welt leben, leiden die Menschen heute nicht weniger an Verspannungen als früher – im Gegenteil. Die Hektik des Alltags versetzt unseren Körper in eine Art Dauer-Flucht-Zustand. Im Zeitalter der Höhlenmenschen war die durch einen erhöhten Muskeltonus ermöglichte Fluchtbereitschaft lebensrettend. Heute besteht wohl kaum Gefahr, von einem Säbelzahntiger gefressen zu werden. Dennoch wirken die hektischen Außenreize der Welt auf unser Unterbewusstsein, als müssten wir uns vor einem solch hungrigen Exemplar in Deckung bringen.
Tragen wir zusätzlich schwere Einkaufstüten nach Hause, dicke Ordner durch das Büro oder räumen in gebückter Haltung Kinderspielzeug vom Boden, beginnt ein unerwünschter Kreislauf, der die psychischen und physischen Lasten mehr und mehr verstärkt.

Sind Sie im Lot?

Wenn Sie Ihren Körper zur Körpermitte hin richtig ausrichten, gelingt Ihnen eine aufrechte Haltung ganz ohne Kraftanstrengung der Muskulatur. Häufig wird diese nämlich unnötig eingesetzt, zum Beispiel um die Schultern zu den Ohren zu ziehen – auf Dauer eine Angewohnheit, die den Körper aus dem Gleichgewicht bringt und Ihnen im Alltag unnötig viel Energie raubt.

Beobachten Sie einmal die Menschen um sich herum, wie sie gehen, stehen, sitzen, etwas tragen oder schieben. Je gehetzter und gestresster die Menschen sind, umso höher werden die Schultern zu den Ohren gezogen und umso mehr neigen sich Oberkörper und Kopf nach vorn. Ganz unaufgefordert speichert das Unterbewusstsein diese Ausweichhaltungen. Es entstehen Fehlhaltungen, die dem Körper im ersten Moment als »Stressventil« dienen. Wer sie nicht erkennt und über Jahre hinweg beibehält, wird irgendwann die angelernten Fehlhaltungen zu spüren bekommen. Schmerzen tauchen auf – auch an ganz anderen Stellen.

Verlust der Muskelbalance

Während manche Muskeln stetig im Einsatz sind, verkümmern andere ungenutzt. Die einen verhärten aufgrund der ständigen (An-)Spannung, die anderen werden schwächer und können ihre eigentliche Funktion nur noch eingeschränkt ausüben. Dieses muskuläre Ungleichgewicht (Dysbalance) löst häufig Spannungskopfschmerzen, plötzliche Migräneanfälle, Gelenkschmerzen, Schwindel oder sogar Übelkeit aus. Wir werden müde, erschöpft und kraftlos. Unsere Leistungs- und Konzentrationsfähigkeit nimmt ab, was den Stressfaktor weiter in die Höhe treibt. Nachts liegen wir wach, wälzen uns von einer Seite auf die andere und können nicht einschlafen; die Energiereserven werden nicht mehr vollständig aufgetankt und wir fühlen uns schlapp und erschöpft. Ein Teufelskreis, der durchbrochen werden kann.

GUT ZU WISSEN

Nackenprobleme können sich zum Beispiel aufgrund von andauernden Beckenschiefstellungen beim Stehen entwickeln.

Bewegen Sie Ihren Körper bewusst und mit großer Aufmerksamkeit auf die Haltung. Er weiß die ursprüngliche ökonomische Haltung sehr schnell wieder einzusetzen. Wichtig dafür ist die Balance zwischen den einzelnen Muskeln.

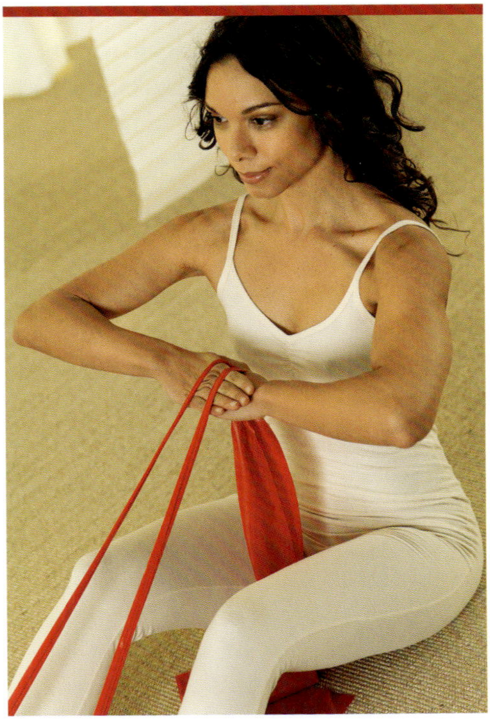

Sind die Muskeln im Gleichgewicht, können Bewegungen harmonischer ausgeführt werden.

Die Architektur von Schulter und Nacken

Die ausgetüftelte Architektur des menschlichen Körpers ermöglicht uns aufrechtes Stehen und Gehen. Muskeln, Sehnen, Bänder und Gelenke geben uns Halt und erlauben uns viele verschiedene Bewegungen auszuführen.

Muskulatur – Aufbau und Funktionen

Der größte Muskel der Schulter ist der sogenannte Deltamuskel. Dieser besteht aus drei Teilen: Der vordere Bereich hebt den Arm nach vorn an, wenn Sie zum Beispiel jemandem zuwinken, oder dreht Ihren Arm nach innen.
Der hintere Anteil des Deltamuskels hebt den Arm nach hinten an und dreht ihn nach außen. Der mittlere Anteil hebt den Arm zur Seite, wenn Sie zum Beispiel einen lieben Menschen in den Arm nehmen. Ein weiterer Muskel mit Bedeutung für die Schulter- und Nackenpartie ist der Kapuzenmuskel. Dieser besteht ebenfalls aus drei Teilen und ist der größte Nackenmuskel. Er verläuft von der Mitte des Rückens wie eine Kapuze (daher sein Name) zu den Schultern und zum Hinterkopf hinauf.
Der obere Anteil des Kapuzenmuskels dreht einseitig aktiviert den Kopf zur anderen Seite, zieht die Schultern nach oben und hebt das Schlüsselbein. Sie benutzen diesen Teil also beim berühmten »Schulterzucken« oder wenn es draußen sehr kalt ist. Von diesem Anteil wird leider viel zu oft Gebrauch gemacht, und deshalb treten hier am häufigsten schmerzhafte Verspannungen auf.
Der mittlere Teil des Muskels zieht die Schulterblätter zur Wirbelsäule hin, der untere Teil zieht sie nach unten. Wer diese beiden Muskelteile häufig in Gebrauch nimmt, entlastet den oberen Anteil des Muskels erheblich und vermeidet so dessen Verspannung. Zudem gehen Sie aufrechter und damit selbstbewusster durchs Leben.
Der Kopfwender verbindet den Schädel mit dem vorderen Teil des Schultergürtels. Er ermöglicht die Drehung und Seitneigung des Kopfes sowie das Heben des Gesichts.
Ein wichtiger Stabilisator ist der bei manchem männlichen Wesen als »Stiernacken« sichtbare Riemenmuskel. Dieser wird aktiv, wenn Sie den Kopf in den Nacken legen – dies geschieht häufig ganz unbewusst bei einem freudigen und herzhaften Lachen. Der Halbdornmuskel unterstützt ebenfalls die Haltung des Kopfes.
Diese und viele andere Muskeln stabilisieren den Schultergürtel und helfen der Halswirbelsäule, den schweren Kopf zu balancieren.
Sie müssen diese Muskeln nicht beim Namen kennen, aber es ist doch ganz interessant und hilfreich zu wissen, dass eine riesige Gruppe von Muskeln gesund erhalten werden sollte. Wenn Schultergürtel und Wirbel durch die Muskeln nur noch schlecht unterstützt werden, erhöht sich der Druck auf sie, was zu schnellem Verschleiß und dauerhaften Schmerzen führt.

Gelenke – eine fabelhafte Konstruktion

Im Vergleich zur Lendenwirbelsäule ist die Halswirbelsäule viel kleiner und feiner gebaut und ermöglicht so auch die größte Beweglichkeit der Wirbelsäule. Die sieben Halswirbel können nach vorn gebeugt, nach hinten gestreckt, zur Seite gedreht und zur Seite geneigt werden. Die Sehnenbänder und Muskeln zwischen dem ersten Halswirbel (Atlas) und dem zweiten Halswirbel (Axis) und dem Schädel sorgen für die Feinbeweglichkeit des bis zu sechs Kilogramm schweren Kopfes. Das erste Genickgelenk (zwischen Schädel und Atlas) lässt das Nicken zu, während das zweite (zwischen Atlas und Axis) für die »Nein«-Bewegung des Kopfes zuständig ist. Die Querfortsätze der Wirbelkörper besitzen einen schmalen Durchlass, durch den die Halswirbelarterien verlaufen. Mit ihnen wird das Gehirn mit Sauerstoff und weiteren wichtigen Nährstoffen versorgt. Wird diese Zufuhr unterbrochen, gehen Konzentrationsfähigkeit und Wohlbefinden verloren. Durch die Zwischenwirbellöcher treten die Rückenmarksnerven aus, die je nach Kopfhaltung unter Druck geraten. Dauernde Fehlbelastung oder Fehlhaltung kann den »betrieblichen Ablauf« von Halswirbelarterien und Rückenmarksnerven negativ beeinträchtigen, was zum Beispiel Unwohlsein, Schmerzen oder sogar Depressionen verursachen kann.

Der Schultergürtel, der aus den beiden Schlüsselbeinen und Schulterblättern besteht, fixiert das Schultergelenk am Rumpf und verbindet auch die Arme mit ihm. Weil keine stärkeren Bänder zur Sicherung des Schultergelenkes vorhanden sind, hat die Schultermuskulatur die Aufgabe, das Schultergelenk zu sichern.

Erhalten Sie Ihre Gelenke jung und beweglich. In diesem Buch finden Sie Anregungen, wie Sie Ihrem Schulter- und Nackenbereich viel Gutes tun können.

GUT ZU WISSEN

Bewegung versorgt die Gelenke mit Nährstoffen, und gut versorgte Gelenke erhalten unseren Körper jung.

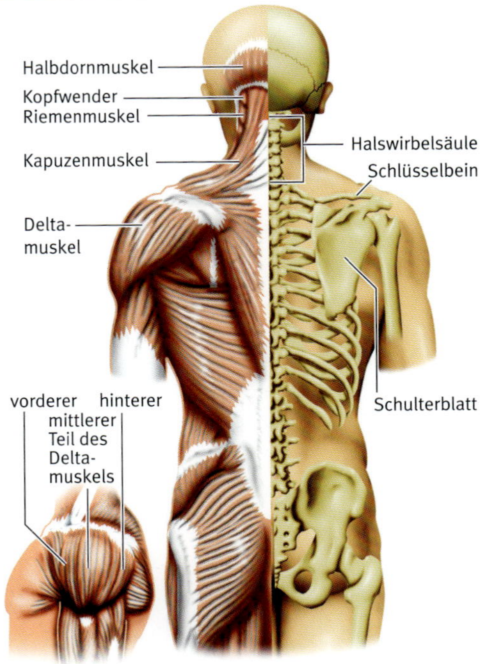

Diese Muskeln sind u. a. für einen ökonomischen Bewegungsablauf in Schulter und Nacken und somit für Ihr Wohlbefinden verantwortlich.

Gezieltes Training für Schulter und Nacken

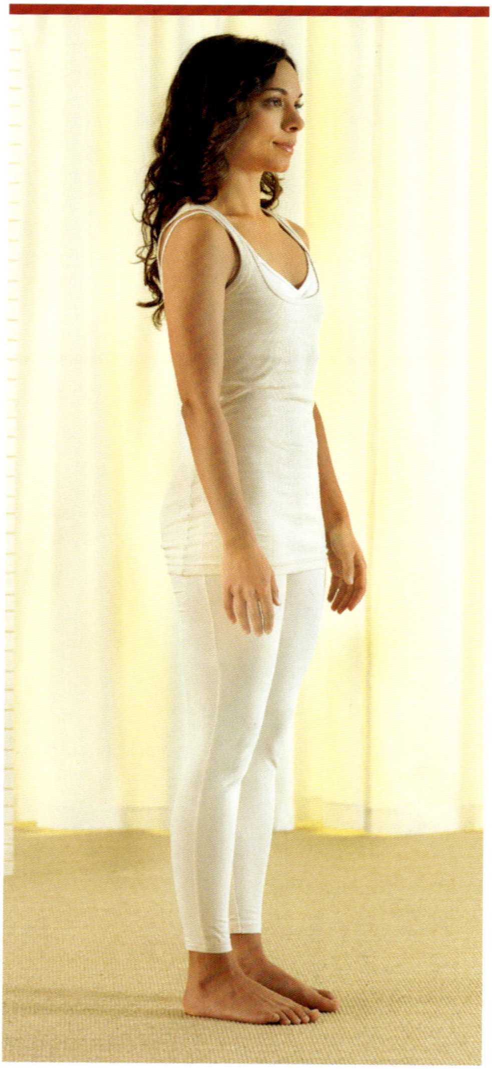

Bleiben Sie im Lot mit einer aufrechten Körperhaltung.

Nur Sie selbst sind in der Lage zu beurteilen, woher Ihre Beschwerden tatsächlich kommen. Bewegen Sie sich zu wenig? Sitzen Sie zu lange in ein und derselben Position? Übernehmen Sie Eigenverantwortung für Ihren Körper, Ihre Gesundheit und Ihre Ausstrahlung. Wenn Nacken und Schultern frei von Verspannungen und Schmerzen sind, fallen Bewegungen im Alltag leichter und die Körperhaltung wirkt ästhetischer. Dadurch bleibt Ihnen mehr Kraft und Energie, und Sie fühlen sich wohler und vitaler.

Schulterstabilisation

Die Schultern sagen viel über Ihren emotionalen Zustand aus, bzw. Ihre Körperhaltung hat eine starke Aussagekraft auf Ihr Umfeld. Sind Ihre Schultern nach vorn eingefallen, wirken Sie erschöpft, traurig und ängstlich. Sie machen sich kleiner, als Sie sind, und werden so auch von Ihrem Gegenüber wahrgenommen. Nicht die Hände oder Arme verrichten die Arbeit für den Oberkörper, sondern Ihre Schultern. Wenn Sie Ihre Schultern jedoch »vernachlässigen«, schränken Sie deren Funktionalität ein. Die Schultermuskulatur sichert das Schultergelenk vor Verletzungen. Nicht selten ist gerade die Schulter ein Schwachpunkt im Körper. Achten Sie deshalb auf eine gesunde Körperhaltung mit korrekter Schulterstabilisation in jeder Situation.

Bleiben Sie aufrecht. Das hilft Ihnen dabei:

- Stellen Sie sich vor, Ihr Kopf würde wie ein Heißluftballon nach oben schweben und Ihre Schulterblätter zögen gleichzeitig wie zwei schwere Sandsäcke nach unten in Richtung Gesäß.
- Heben Sie Ihr Brustbein an, als würde ein daran befestigter Angelhaken es nach oben ziehen.

Nacken stärken und entlasten

Ein verspannter Nacken ist unangenehm und meist auf ein muskuläres Ungleichgewicht (Dysbalance) zurückzuführen. Wenn die Nackenmuskulatur schmerzt und Sie deshalb Ihren Hals kaum noch bewegen, entsteht ein Kreislauf, der die Beschwerden verstärkt, anstatt sie zu beseitigen. Denn die Bandscheiben zwischen Ihren Wirbelkörpern benötigen den Wechsel von Belastung und Entlastung, um mit Nährstoffen versorgt zu werden: Mit der Belastung werden Stoffwechselschlacken aus den Bandscheiben herausgepresst und mit der Entlastung können neue Nährstoffe eingesogen werden. Deshalb ist ein Training sinnvoll, mit dem Sie die Nackenmuskulatur kräftigen aber auch entspannen, die Halswirbelsäule mobilisieren aber auch die Rücken- und Schultermuskulatur stärken, um den Nacken zu entlasten. So erhalten Sie die Beweglichkeit Ihrer Halswirbelsäule und der Blick beim Einparken über die Schulter strengt nicht mehr an, und Ihr Sichtfeld wird viel größer sein. Auch emotional werden Sie sich freier fühlen und so Ihren Alltag durch mehr Lebensqualität und Energie bereichern.

Schmerzen vorbeugen und vermeiden

Leider wecken meist erst auftretende Schmerzen das Interesse an einer gesunden und ausgeglichenen Lebensweise. Sinnvoller wäre es natürlich, wenn es erst gar nicht so weit käme. Ebenso sollten Sie nicht mit dem Training aufhören, sobald die Beschwerden verschwunden sind.

Vom Zwicken im Rücken bis zum Gewitter im Kopf

Kopfschmerzen haben die unterschiedlichsten Ursachen. Wenn sie jedoch aufgrund einer schlechten Körperhaltung entstehen, kann bereits eine Korrektur der Körperhaltung Abhilfe schaffen. Beobachten Sie sich selbst. In welchen Situationen entstehen Ihre Kopfschmerzen? Lassen Sie Ihre Schultern sinken und das Brustbein nach oben schweben. Wie wirken eine Veränderung der Kopfposition und eine tiefere Atmung auf den Schmerzzustand? Sensibilisieren Sie Ihr Gefühl für eine günstige Körperhaltung. Korrigieren Sie Ihre Schulter- und Kopfposition und bewegen Sie sich nach längerem Sitzen, um Ihre Muskulatur wieder zu lockern und die Gelenke zu »ernähren«.

MEIN RAT FÜR DEN ALLTAG

Starten Sie bewusst in den Tag und bleiben Sie stets in Bewegung. Dehnen, rekeln und strecken Sie sich zwischendurch und ruhig auch mal öfter.

So können Sie auch Nacken- und Rückenschmerzen vorbeugen, wenn diese ihre Ursachen in einer verspannten Muskulatur haben. Passives Erdulden ist hier fehl am Platz, und sich Gutes zu tun kann so einfach sein.

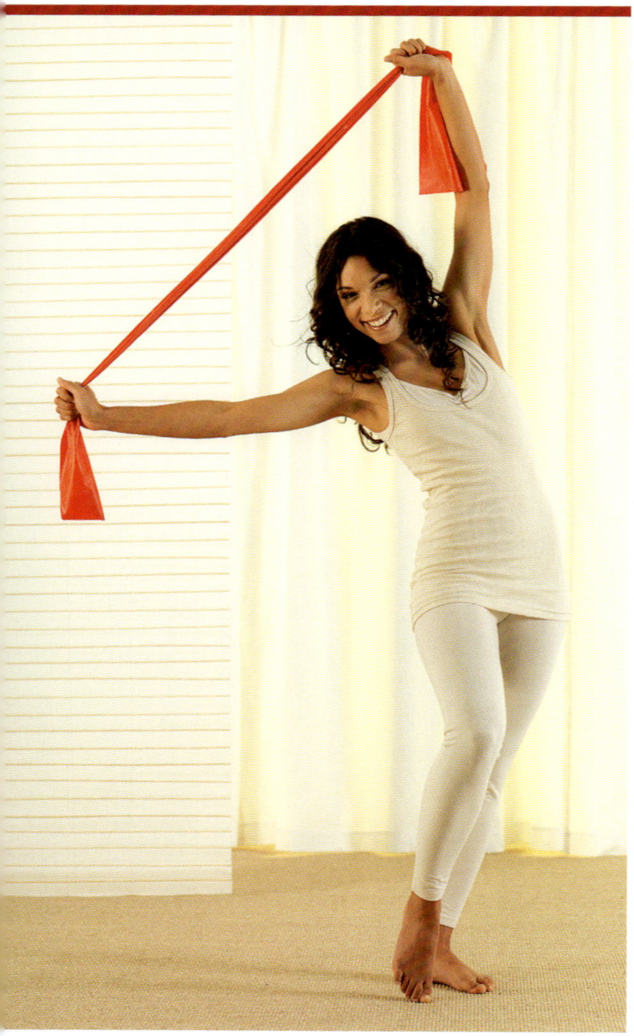

Bewegung versorgt die Gelenke mit Nährstoffen, und gut versorgte Gelenke erhalten unseren Körper jung.

Schwacher Hals und schwerer Kopf

Ist Ihre Halsmuskulatur zu schwach, ist der Kopf zu schwer? Das Gewicht des Kopfes lässt sich nicht verringern, aber die Halsmuskulatur kann gekräftigt werden. Wenn die Balance Ihres Kopfes auf der Halswirbelsäule stimmt, können Sie auf Dauer Beschwerden in diesem Bereich vermeiden. Formel-1-Rennfahrer absolvieren zum Beispiel ein regelmäßiges Training der Halsmuskulatur, da diese sehr großen Belastungen durch die rasanten Kurvenfahrten ausgesetzt wird.

Auch wenn Sie keine Rekorde im Rennsport anstreben, werden Sie mit ein wenig Training schnell die positive Wirkung auf Ihre Halsmuskulatur spüren und Ihren Kopf scheinbar schwerelos auf Ihrer Halswirbelsäule balancieren.

Geschmeidig dank gesundem Gelenkstoffwechsel

Jedes Gelenk im Körper ist ein nützliches Gebilde, dessen einwandfreie Funktion Voraussetzung für geschmeidige und ökonomische Bewegungsabläufe im Alltag ist. Deshalb sollten Sie Ihre Gelenke hegen und pflegen. Sorgen Sie mit Bewegung dafür, dass sie gut mit Nährstoffen versorgt sind und der Abtransport von Schlackenstoffen funktionieren kann. Auch Gelenke wollen »ernährt« werden. Durch den Wechsel von Be- und Entlastung in Form von Bewegung in alle anatomisch möglichen Richtungen wird die Produktion der Gelenkschmiere angeregt und das Gelenk gesund erhalten. So einfach kann es sein, jung zu bleiben. Schon ein alter, oft zitierter Satz sagt: »Der Mensch ist so alt wie seine Gelenke.«

Das Geheimnis heißt »Do it yourself!«

Nehmen Sie sich und Ihren Alltag unter die Lupe. Welchen Belastungen sind Ihr Körper und auch Ihr Geist ausgesetzt? Wie reagieren Sie auf diese? Versuchen Sie zwischendurch innezuhalten und sich selbst wahrzunehmen. Beginnen Sie jetzt: Wo befinden sich genau in diesem Moment Ihre Schultern? Sind sie nach vorn eingesunken oder hoch zu den Ohren gezogen? Wie halten Sie Ihren Kopf? Ist er nach vorn geneigt oder in den Nacken gelegt? Wenn dem so ist, korrigieren Sie Ihre Körperhaltung: Machen Sie Ihre Wirbelsäule lang, heben Sie das Brustbein an, ziehen Sie das Kinn zur Halswirbelsäule und den Hinterkopf nach oben und lassen Sie gleichzeitig beide Schultern in Richtung Gesäß sinken. Atmen Sie tief bis in den Bauch hinein. Spüren Sie die positive Veränderung?

Auch wenn Sie mit dem Auto an der Ampel stehen, mit dem Einkaufswagen in einer langen Schlange an der Kasse oder auf den Bus warten, sollten Sie die Zeit für sich nutzen. Beobachten Sie sich selbst. Besonders wenn man in Eile ist und zum Beispiel die berüchtigte rote Ampelwelle zum Stillstand zwingt, beginnt der Körper unbewusst Spannungen aufzubauen. Die Zähne werden zusammengebissen, die Schultern wandern hoch zu den Ohren, und die Hände werden fest in das Lenkrad gekrallt. Ändert dies etwas an Ihrer Situation? Im Gegenteil. Sie verschlimmern diese noch, da Sie Ihrem Körper mit diesen unbewussten Anspannungen nichts Gutes tun. Nutzen Sie die Zeit also sinnvoll. Atmen Sie den Ärger weg und entspannen Sie in Kiefer, Nacken und Schultern. Sie werden sich gleich viel besser fühlen.

MEIN RAT FÜR DEN ALLTAG

Der Beruf erfordert Überstunden, der Haushalt muss gemacht und der Einkauf erledigt werden. Es bleibt also wenig Zeit, etwas für sich, den Körper und die Gesundheit zu tun? Mit einer sinnvollen Prioritätenverteilung könnten Sie endlich die Last von den Schultern und den Ärger aus dem Nacken verbannen. Sind Sie bereit?

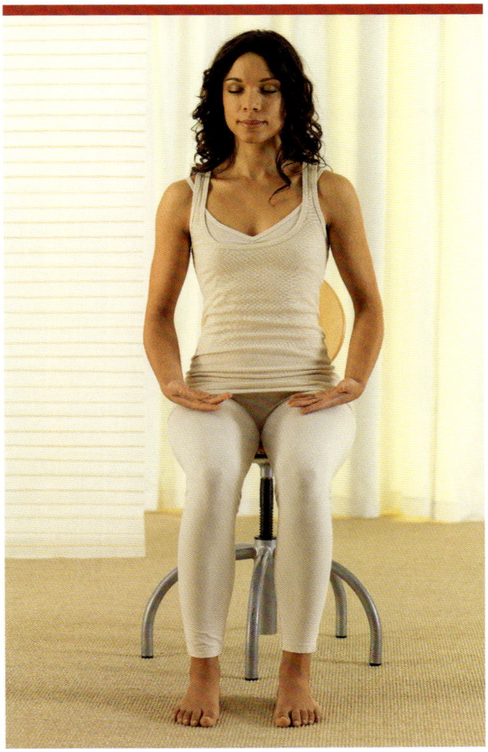

Halten Sie im Alltag für einen Moment inne, um sich selbst besser wahrzunehmen.

Verspannungen lösen

Termindruck im Beruf, das Kind ist krank, das Auto muss in die Werkstatt und die Beziehung leidet unter all dem Stress. Was tun, wenn sie plötzlich auftaucht? Die Verspannung im Schulter- und Nackenbereich? Ausruhen und entspannen!? Viele Menschen »entspannen« vor dem Fernseher – in zusammengekauerter Haltung. Die Muskulatur wird gequetscht und überdehnt zugleich. Abgesehen davon ist das Fernsehprogramm meistens alles andere als entspannend. Negativschlagzeilen wühlen das Unterbewusstsein noch mehr auf und erhöhen Ihren Muskeltonus. Sie sollten sich etwas mehr »schonen«.

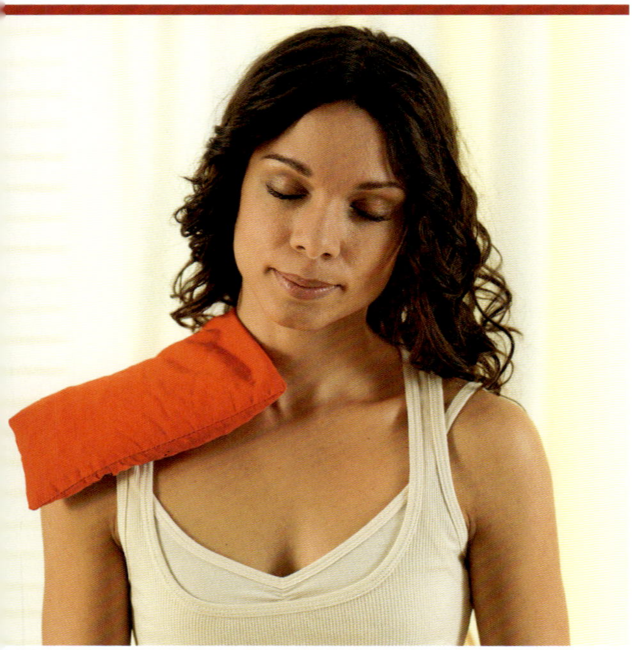

Wärme tut gut und hilft schnell bei schmerzhaften Verspannungen im Nacken.

Schonhaltungen schonen nicht

Viele Menschen erliegen dem Irrtum, sich in Verspannungsphasen besonders schonen, also besonders wenig bewegen, zu müssen. Aber was nicht gebraucht wird, verkümmert! Ein derartiger Bewegungsmangel verstärkt auf Dauer die Verspannungen der Muskeln und führt zur Versteifung der Gelenke. Ihr Körper wird Ihnen nach und nach fremd, und der Stressfaktor erhöht sich dadurch noch mehr: Sie sind gefangen im eigenen Körper.

Wärme tut gut

Es gibt aber auch andere sinnvolle Alternativen, die Ihren Körper schonen und gleichzeitig entspannen. Wohlige Wärme tut verspannter Muskulatur gut und vermittelt Ihnen ein kuscheliges Gefühl der Geborgenheit. Verwöhnen Sie Ihre Muskulatur mit Saunagängen oder einem warmen Bad und gönnen Sie sich einen duftenden Badezusatz mit wohltuender, entspannender oder lockernder Wirkung. Warme Wickel, Kirschkernkissen oder Wärmflasche um Schultern und Nacken gelegt, können ebenso wohltuende Wunder wirken. Auch ein warmes Fußbad hilft den gesamten Körper zu entspannen, bis hinauf zu Schultern und Nacken. Es muss nicht immer kompliziert und teuer sein! Nur etwas mehr Zeit und Aufmerksamkeit – das sollte Ihnen Ihr Wohlbefinden wert sein.

Sinnliche Schultern und elegante Haltung

Es fällt auf, dass in vielen Fitnessstudios Kurse zum Thema Bauch-Beine-Po besser besucht sind als Rückenkurse. Die sogenannten »Problemzonen« sind fest in unserem Bewusstsein verankert, der Rücken aber erhält erst Aufmerksamkeit, wenn er sich schmerzend bemerkbar macht. Dabei liegen Gesundheit und Attraktivität so nah beieinander.

Vitaler dank ausgeglichener Nackenmuskulatur

Eine entspannte Nackenmuskulatur lässt den Hals länger und schlanker erscheinen. Die Schultern können sanft nach rechts und links außen fließen, und der Kopf balanciert erhaben auf der Halswirbelsäule. Die Energie kann frei fließen, ebenso wie die Gedanken, und das verschafft mehr Kraft und Aufmerksamkeit für das Umfeld. Auch Ihr Umfeld wird Sie bewusster wahrnehmen. Sie werden wieder mehr Energie in Ihrem Beruf freisetzen und entsprechend überzeugend auftreten können. Wenn das Zusammenspiel der Nackenmuskulatur harmonisch und ökonomisch funktioniert, wirken auch die Bewegungen ausgeglichener und vitaler. Zudem lässt es sich ohne schmerzhafte Verspannungen leichter lächeln und leben.

Wohlgeformte Schultern wirken sinnlich

Der ästhetische Nebeneffekt einer trainierten Schultermuskulatur sind schlanke und wohlgeformte Schultern, mit denen Sie in jedem schulterfreien Abendkleid oder Sommeroutfit attraktiver und sinnlicher wirken werden. Zudem lenken wohltrainierte Schultern elegant von manchen Problemzonen unterhalb der Schultern ab. Ihre Silhouette wirkt insgesamt schlanker und straffer. Zeigen Sie Schulter und gehen Sie ab sofort aufrechter durch das Leben.

Selbstbewusst und elegant mit einer aufrechten Körperhaltung

Wenn Sie einmal die positive Wirkung einer aufrechten Körperhaltung auf Ihr Umfeld wahrgenommen haben, werden Sie dies nie wieder missen wollen. Analysieren Sie Ihre Gewohnheitsmuster und versuchen Sie sich von diesen zu lösen. Denn eine aufrechte Körperhaltung strahlt Selbstbewusstsein und Eleganz aus. Sie wirken größer und vitaler. Auch im Sitzen, zum Beispiel bei einem Gesprächstermin oder einem Team-Meeting, können Sie sich dies zunutze machen und Ihr Gegenüber von sich und Ihren Argumenten überzeugen. Knicken Sie nicht ein, wenn Sie sich durchsetzen wollen – weder körperlich noch geistig.

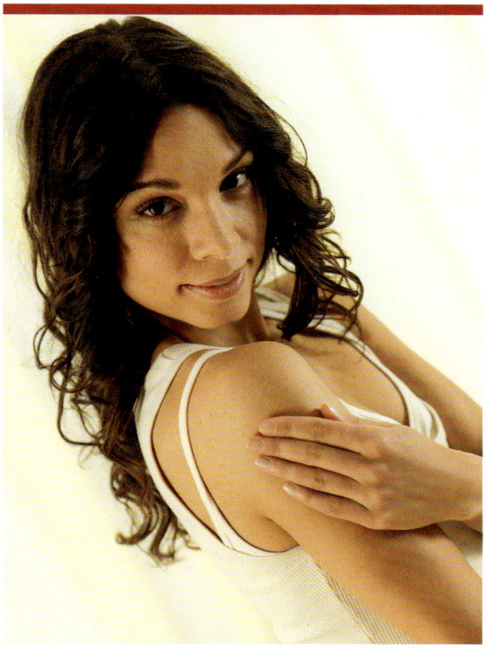

Wohlgeformte Schultern lassen Sie attraktiver und sinnlicher auftreten.

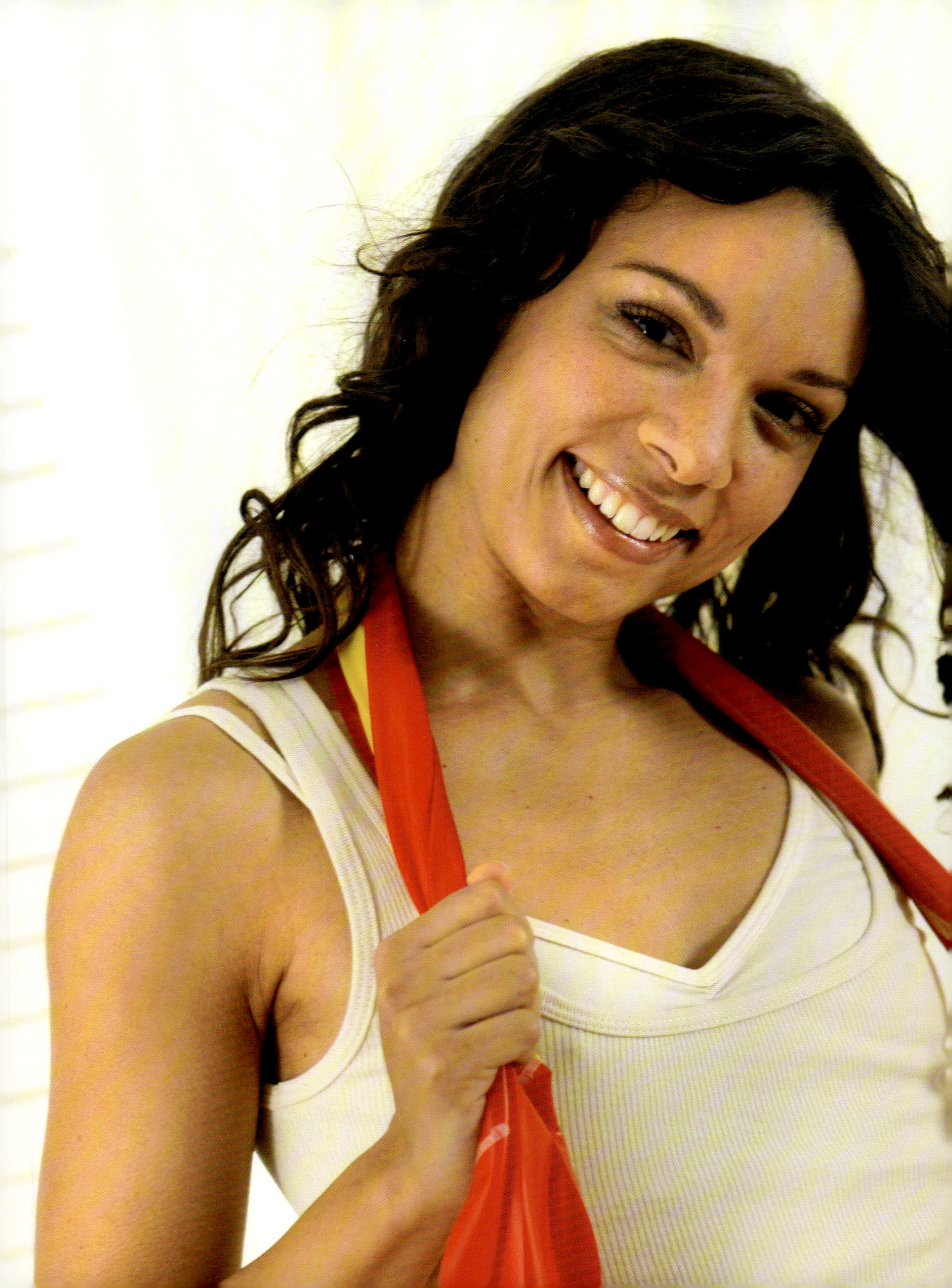

Erfolgreich trainieren mit dem Thera-Band®

Gestalten Sie Ihr Training ganz unkompliziert, aber dafür effizient. Die richtige Wahl des Thera-Bandes® spielt dabei ebenso eine Rolle wie zweckmäßige Kleidung und eine gute Selbsteinschätzung. Bald schon werden Sie erste Erfolge spüren. Es kann so einfach sein, Schultern und Nacken etwas Gutes zu tun.

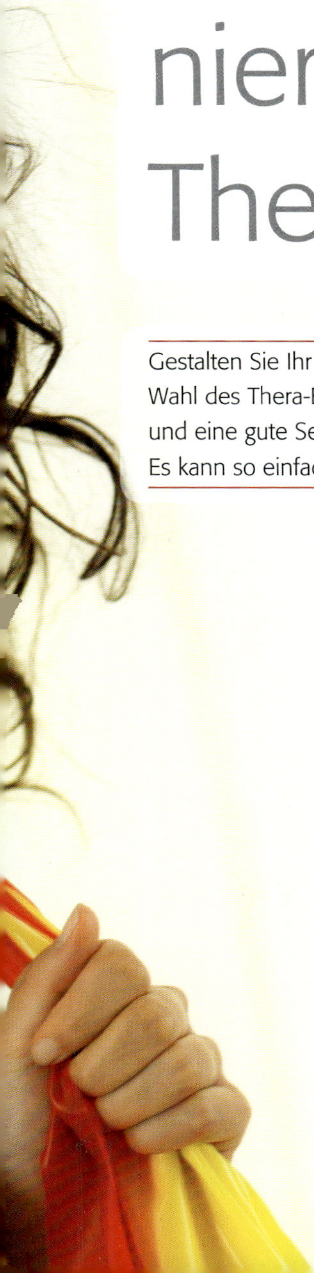

Vorteile im Training mit dem Thera-Band®

Das vielseitig einsetzbare Thera-Band® verspricht nicht nur eine einfache Anwendung, es lässt sich auch schnell wieder verräumen und überall hin mitnehmen.

Klein, aber fein

Das Thera-Band® passt in jede Handtasche, sogar in fast jede Hosentasche. Sie benötigen für ein Training mit dem Band nicht viel Platz. Das ist vor allem dann praktisch, wenn Sie nur wenig Zeit haben und zumindest zwischendurch auf der Arbeit oder zu Hause trainieren wollen. Liegt es in der Schreibtischschublade obenauf, wird es Sie stets an Ihr noch ausstehendes Übungsprogramm erinnern.

Thera-Band® ist für alle da

Für die Handhabung des Thera-Bandes® benötigen Sie weder eine Beratung im Fachhandel noch eine Einweisung durch einen ausgebildeten Trainer. Mit dem Band trainieren Sie sanft und dennoch mit wirkungsvollem Widerstand. Die einfache Anwendung erlaubt eine ständige Kontrolle über Ihre Bewegungsausführung. Haben Sie keine Berührungsangst.

Welche Farbe soll's denn sein?

Das Thera-Band® ist mit seinen unterschiedlichen Stärken eine effiziente Alternative unter all den Trainingsgeräten. Die Bänder des gleichnamigen Herstellers Thera-Band® sind in folgenden Farben erhältlich: Gelb, Rot, Grün, Blau, Schwarz, Silber und Gold. Das gelbe Übungsband hat den geringsten Widerstand und das goldfarbene den höchsten. Damit Sie sich im Training weder über- noch unterfordern, empfehle ich Ihnen beim Kauf eines Original-Thera-Bandes® ein gelbes, grünes oder rotes Band. Das gelbe Übungsband eignet sich hervorragend für die Übungen zur Kräftigung der Nackenmuskulatur oder auch, wenn Sie seit Jahren für die Kräftigung der Schultermuskulatur keinen Sport mehr gemacht haben. Das grüne oder rote Band eignet sich besonders für das Training der größeren Muskelgruppen wie Schulter oder Rücken. Wählen Sie im Zweifelsfalle immer einen eher schwächeren Widerstand. Diesen können Sie bei Bedarf durch eine straffere Wicklung verstärken oder mit mehr Übungswiederholungen ausgleichen.

Trainingsspaß für Jung und Alt

Aufgrund der unterschiedlich wählbaren Widerstände und der individuellen Bandlängen bietet das Übungsband für Jung und Alt ein gesundes Training, das Spaß macht. Bis ins hohe Alter können Sie in ein Training mit dem Latexband einsteigen. Viele Übungen können im Sitzen ausgeführt werden, was auch Anfängern oder körperlich eingeschränkten Menschen ein effizientes Training ermöglicht. Mit instabilen Unterlagen wird das Training effektiver.

Richtig angewendet eine wahre Wunderwaffe

Mit dem Thera-Band® trainieren Sie Kraft und Kraftausdauer. Die Muskulatur wird aufgebaut, und die Mobilität und Flexibilität Ihres gesamten Körpers gefördert.

Richtige Länge

Achten Sie bei einer Neuanschaffung auf eine ausreichende Länge des Thera-Bandes®. Hier gilt, lieber etwas zu lang als zu kurz. Ich empfehle Ihnen eine Länge von mindestens zwei bis zweieinhalb Metern. Wenn Sie größer als 1,80 Meter sind, sollten Sie eine Bandlänge von mindestens zweieinhalb bis drei Metern wählen. Achten Sie zudem darauf, dass das Übungsband etwa fünfzehn Zentimeter breit ist. Vor jedem Training sollten Sie das Thera-Band® auf mögliche Risse oder Löcher untersuchen. Diese entstehen häufig durch das Reiben an Fingerringen oder durch lange Fingernägel und können unangenehme Folgen haben, wenn das Band bei einer Übung reißt.

Korrekte Anwendung im Training

Wickeln Sie das Thera-Band® je nach Übung um die Hände oder fixieren Sie es unter Ihren Füßen.

Fixierung mit den Händen: Wickeln Sie das Band immer in seiner vollen Breite um Ihre Hand bzw. Finger, um ein schmerzhaftes Einschneiden zu vermeiden. Wichtig ist auch die Gelenkwinkelstellung Ihrer Handgelenke, um diese nicht unnötig zu belasten. Die Unterarme sollten eine Linie mit dem Handrücken bilden. Stellen Sie sich zur Fixierung des Bandes mit den Füßen je nach Übungsanleitung entweder auf die Mitte oder auf die Enden des Bandes. Um sicherzugehen, dass das Übungsband auf keinen Fall unter Ihren Füßen herausrutscht, können Sie dieses auch einmal um einen Fuß herumwickeln.

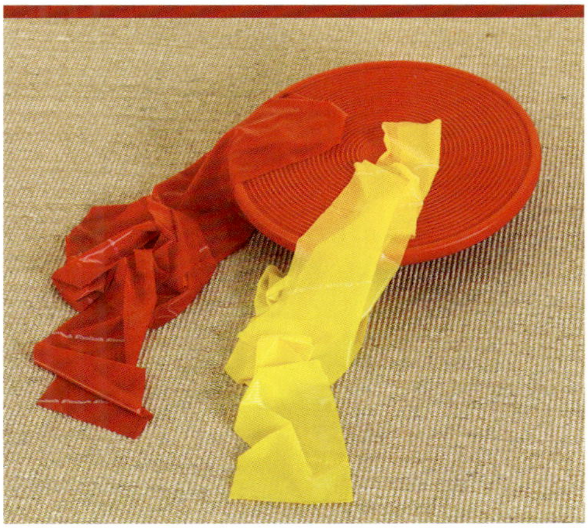

Verschiedene Bänder und zusätzliche Hilfsmittel bereichern Ihr Training individuell.

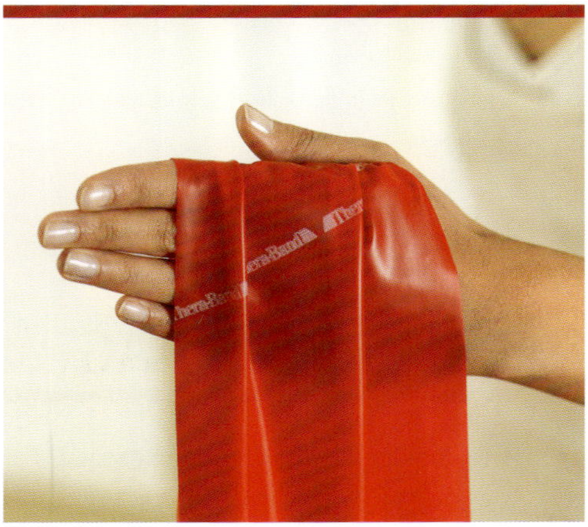

So ist es richtig: Wickeln Sie das Thera-Band® in seiner vollen Breite um Ihre Hand.

Trainingsvielfalt

Der größte Feind eines jeden Trainingserfolges ist die Langeweile. Um nach vier bis acht Wochen regelmäßigen Trainings wieder neue Erfolge körperlich wahrnehmen zu können, bedarf es neuer Trainingsreize. Zudem erhalten Sie mit Variationen den Spaß am Training.

Variationen, die Spaß machen

Variationen können durch unterschiedliche Grundhaltungen, aber auch unterschiedliche Trainingsmethoden gestaltet werden. Ein und dieselbe Übung beschert Ihnen, etwas anders ausgeführt, ein ganz neues Trainingserlebnis.

Die verschiedenen Grundhaltungen

Viele der Übungen können stehend wie sitzend ausgeführt werden. Beachten Sie hierzu die jeweiligen Ratschläge in den einzelnen Übungsbeschreibungen.
Folgende Grundregeln sollten Sie in allen Positionen beachten:

- Ziehen Sie die Wirbelsäule lang und senken Sie die Schulterblätter in Richtung Gesäß.
- Schieben Sie das Kinn leicht nach hinten zur Halswirbelsäule und den Hinterkopf nach oben, weg vom Nacken.

Dynamisches und statisches Training

Die meisten der Übungen in diesem Buch werden dynamisch ausgeführt. Das **dynamische Training** ist auch die gebräuchlichste Form des Krafttrainings. Sie führen eine Bewegung wie zum Beispiel bei der Übung »Langlauf« auf Seite 40 aus. Hierbei heben Sie jeweils einen Arm nach vorne und nach hinten oben an und wechseln anschließend die Seite. Mit dem Thera-Band® können Sie den Widerstand individuell erhöhen, wodurch Sie mehr Kraft aufwenden müssen. Je höher der Widerstand, umso intensiver trainieren Sie. Eine Anregung für die Anzahl der Wiederholungen finden Sie in den einzelnen Übungsanleitungen. Atmen Sie mit der Anstrengung bzw. Anspannung aus und mit der Entspannung ein.

In erster Linie sollten Sie die Übungen fließend und gleichmäßig in einem langsamen Tempo ausführen. Wenn Sie sich mit der Übungsausführung sicher geworden sind, können Sie das Tempo etwas erhöhen. Sie sollten aber immer die Kontrolle über Ihre Bewegungsausführung haben.

Aber Vorsicht: Bei den Übungen für die Halsmuskulatur darf das Tempo nicht erhöht werden. Versuchen Sie stattdessen eine fließende

MEIN RAT FÜR DEN ALLTAG

Falls Sie auch beruflich überwiegend sitzend tätig sind, empfehle ich Ihnen die Anschaffung eines Ballkissens. Ihr Rücken wird es Ihnen danken.

Bewegung im Zeitlupentempo auszuführen. Das ist koordinativ ganz schön anstrengend, und auch Ihre Muskulatur wird diese Herausforderung spüren.

Im Gegensatz zur dynamischen Variante ist für das **statische Training** keine Bewegung erforderlich. Dennoch benötigen Sie Muskelkraft, um eine eingenommene Position etwas länger zu halten. Der Muskel fixiert dabei eine bestimmte Haltung wie zum Beispiel in der Übung »Statischer Zug« auf Seite 56. Die Haltedauer kann je nach Intensität der Übung 5 bis 30 Sekunden betragen. Je länger Sie eine Position halten, umso intensiver trainieren Sie. Wichtig ist es aber, trotz der statischen Haltearbeit gleichmäßig weiterzuatmen.

Wenn Sie bereits etwas geübter sind, können Sie jede der hier vorgestellten Übungen in eine statische Variante verwandeln. Halten Sie hierzu die Endposition jeweils 5 bis maximal 30 Sekunden, bevor Sie diese anschließend wieder lösen, um zum Beispiel die Seite zu wechseln oder eine weitere Wiederholung ausführen.

Sensomotorisch trainieren

Diese Methode, auch als propriozeptives Training aus der Rehabilitation bekannt, ist koordinativ die anspruchsvollste Trainingsart. Durch das Trainieren auf einer instabilen Unterlage ist Ihr Körper ständig bemüht, seine Balance wieder herzustellen. Dadurch werden vor allem auch die tiefer liegenden, gelenksnahen Muskeln trainiert. Neben Kraft entwickeln sich vor allem auch Koordinations- und Gleichgewichtsfähigkeit. Zudem ist diese Methode gelenkschonend.

Sie finden im Praxisteil einen Hinweis, wenn sich eine Übung auch zur Ausführung auf einer instabilen Unterlage eignet. Passende Geräte wie zum Beispiel AIREX® Balance Pad, SISSEL® Balanced Board oder MFT Fun Disc gibt es dazu in jedem gut sortierten Fitnessmarkt. Alternativ können Sie sich auch auf eine zusammengerollte Gymnastikmatte oder Decke stellen, und so Ihren Gleichgewichtssinn genauso herausfordern. Ebenso können Sie mit geschlossenen Augen üben.

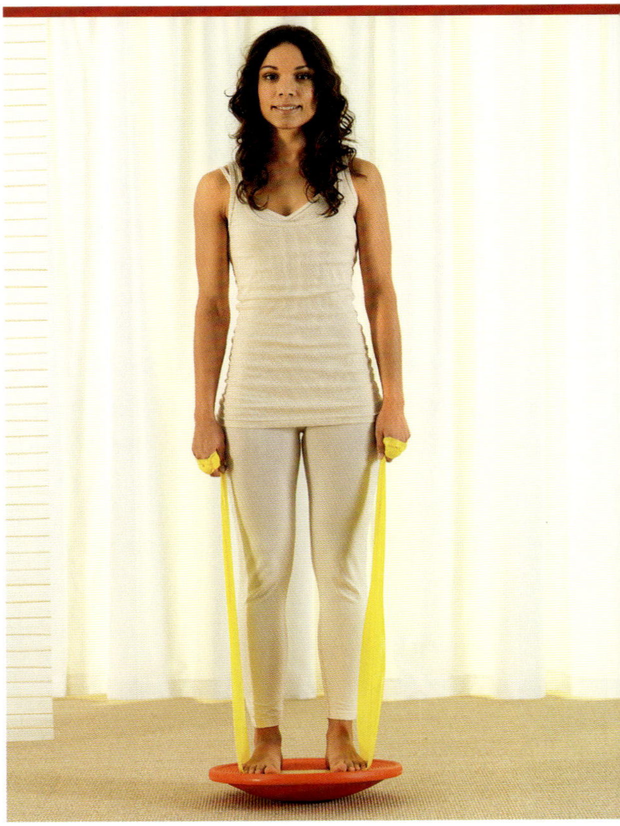

Mit instabilen Unterlagen werden die tiefer liegenden, gelenksnahen Muskeln trainiert.

Effektive Trainingsgestaltung

Was ziehe ich bloß an? Wo gehe ich hin? Was mache ich mit dem Muskelkater? Bevor Sie mit dem Training starten, sollten Sie noch einige wenige Punkte berücksichtigen.

Selbsteinschätzung

Vor dem Trainingsbeginn sollten Sie ganz ehrlich mit sich selbst eine Aktivitätsbilanz erstellen. Beziehen Sie hierbei Ihren Beruf und auch Ihre Freizeittätigkeiten mit ein:

- Sind Sie im Allgemeinen nur wenig in Bewegung und bisher kaum einer sportlichen Aktivität nachgegangen? Dann sollten Sie sich als »Trainingseinsteiger« einstufen.
- Haben Sie vor einigen Jahren bereits fleißig und regelmäßig trainiert oder gehen Sie einem sehr bewegten Beruf nach? So zählen Sie zu der Kategorie »Wiedereinsteiger«.
- Gehen Sie regelmäßig einem Freizeitsport nach oder trainieren Sie gar professionell in einem Mannschaftssport? Dann dürfen Sie als »Hobby-« bzw. »Leistungssportler« aus dieser Selbsteinschätzung herausgehen.

Je weniger Aktivität Ihr Leben aufweist, umso eher sollten Sie handeln und beginnen, sich zu bewegen. Denn in einem bewegten Körper lebt auch ein bewegter Geist, der Sie für neue Dinge im Leben öffnet.

Die richtige Dosierung

Wenn Sie sich als »Trainingseinsteiger« eingeschätzt haben, sollten Sie nicht alle Übungen auf einmal ausprobieren. Denn Qualität geht vor Quantität! Legen Sie nach jeder Übung ausreichend Pausen ein und überfordern Sie sich nicht, indem Sie gleich zu Beginn zu viele Wiederholungen ausführen möchten. Als »Wiedereinsteiger« sollten Sie darauf achten, sich anfangs nicht zu überschätzen. Aber Sie werden schnell spüren, wie sich Ihr Körper an seine frühere Aktivität erinnert. Als »Hobby-« bzw. »Leistungssportler« ergänzen Sie mit den Übungen Ihr Training und können vielleicht auch Fehlhaltungen erkennen und auflösen, die Sie sich durch Ihren Freizeitsport unbewusst angeeignet haben.

Beginnen Sie Ihr Training immer mit den für Sie am unbekanntesten und schwierigeren Übungen. Denn am Anfang des Trainings verfügen Sie noch über ausreichend Konzentration, um auf eine sichere Bewegungsausführung zu achten.

Die Trainingsintensität steigern

Verkürzen Sie die Pausen zwischen den Übungen und greifen Sie selbstständig zu einem Thera-Band® mit stärkerem Widerstand, sobald Sie keine muskuläre Herausforderung mehr verspüren. Erhöhen Sie die Wiederholungszahl oder die Satzzahl. Ein Satz kann zum Beispiel aus 10 bis 20 Wiederholungen bestehen. Ansonsten können Sie die Intensität einer jeden Übung auch steigern, indem Sie eine instabile Unterlage verwenden.

Was es sonst noch zu beachten gibt

Sie wissen nun um Ihre Aktivitätsbilanz, wie Sie Ihr Training richtig dosieren und bei Bedarf steigern können. Nun können Sie Ihre Aufmerksamkeit ganz auf die organisatorischen Dinge lenken.

Die richtige Trainingszeit

Mit dem Thera-Band® können Sie Ihre Trainingszeit ganz individuell festlegen. Genießen Sie die Spontanität und Flexibilität, die Ihnen dieses »kleinste Fitnessstudio der Welt« bietet. Finden Sie die für Sie richtige Tageszeit heraus, die Sie gerne regelmäßig Ihrer Gesundheit widmen möchten. Wenn etwas dazwischen kommt, holen Sie das Training eben zu einer anderen Tageszeit nach. Die richtige Trainingszeit ist immer dann, wenn Sie sich wohl dabei fühlen.

Der beste Trainingsort

Ob im Büro, im Wohnzimmer, am Strand oder im Hotelzimmer, mit dem Thera-Band® können Sie überall trainieren. Achten Sie in Räumen auf eine frische und ausreichende Sauerstoffversorgung und räumen Sie eventuell störende Gegenstände beiseite, und schon können Sie beinahe überall trainieren. Im Büro sollten Sie sich jedoch von Ihren High Heels befreien.

Die richtige Kleidung

Hauptsache bequem. Die Kleidung sollte Sie in Ihrer Bewegungsfreiheit nicht einschränken. Die Übungen in diesem Buch erfordern nicht unbedingt Turnschuhe oder festes Schuhwerk. Sie können ebenso in Strümpfen oder barfuß trainieren.

Muskelkater

Muskelkater ist entgegen weitläufiger Meinungen kein Zeichen für ein effektives Training. Er kann durch ungewohnte Belastungen im Training entstehen, heilt aber in der Regel innerhalb weniger Tage wieder ab. Unterstützend können Sie ein warmes Bad nehmen oder in die Sauna gehen.

Warnsystem Schmerz

Sollten während des Trainings plötzlich Schmerzen auftreten, korrigieren Sie Ihre Körperhaltung und überprüfen Sie, ob Sie die Übung richtig ausführen. Treten die Schmerzen weiterhin auf, sollten Sie das Training abbrechen und Ihren Arzt oder Physiotherapeuten darauf ansprechen. Trainieren Sie niemals über Ihre Schmerzgrenze hinaus. Hören Sie auf Ihren Körper!
Werbespots gaukeln es uns leider vor: Ein Schmerzmittel gegen das Ziehen im Rücken oder in den Knien – schon sind wir wieder leistungsfähig. Lassen Sie sich davon nicht verführen! Schmerzen sind immer Warnsignale Ihres Körpers, die Sie nicht unterdrücken sollten!

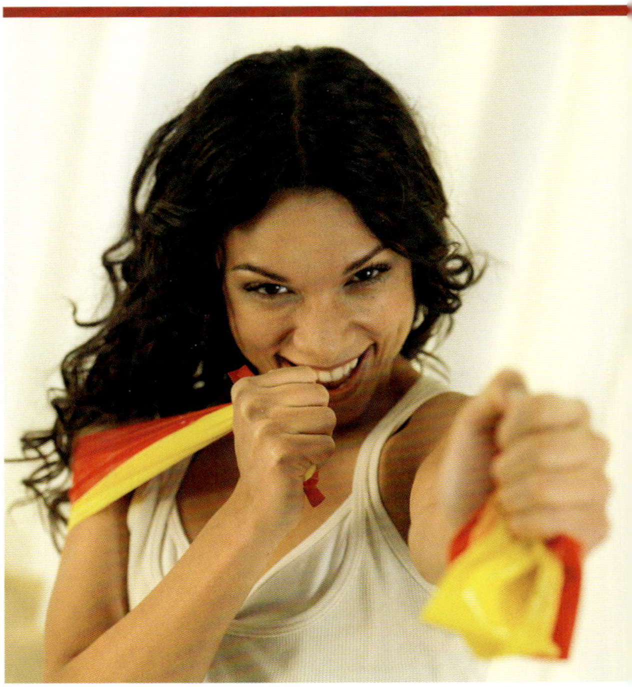

Das Training mit dem Thera-Band® ist effektiv und bietet Ihnen viel Abwechslung – probieren Sie es aus.

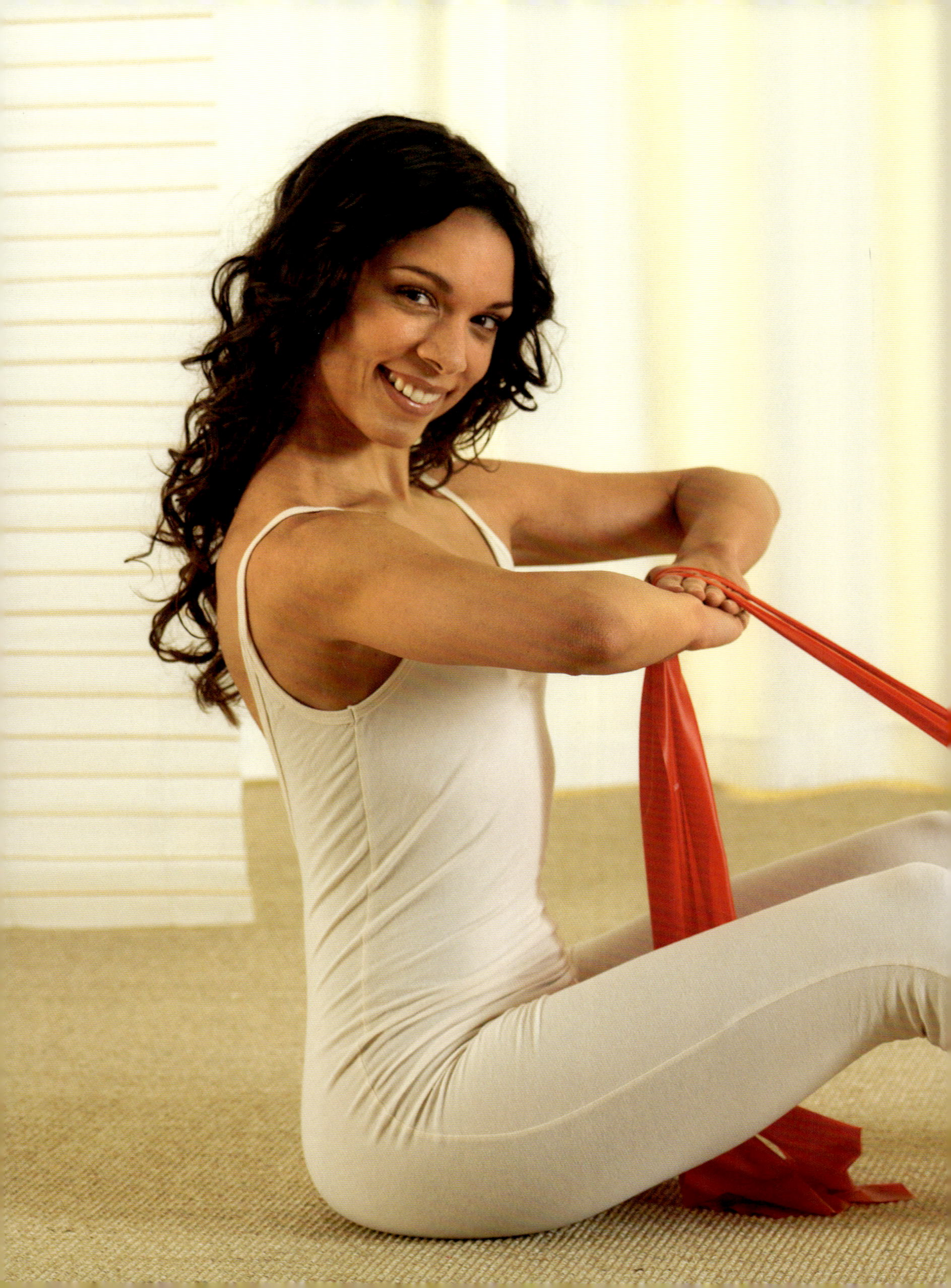

Jetzt geht's los – schnelle und sanfte Hilfe

Das Thera-Band® bietet viele interessante Möglichkeiten, um die Schulter- und Nackenmuskulatur zu trainieren und zu entlasten. Bald schon werden Ihre Beschwerden gelindert, und Sie gewinnen neue Kraft. Lernen Sie die einfache Umsetzung eines gesunden und gezielten Trainings mit dem »kleinsten Fitnessstudio der Welt« kennen.

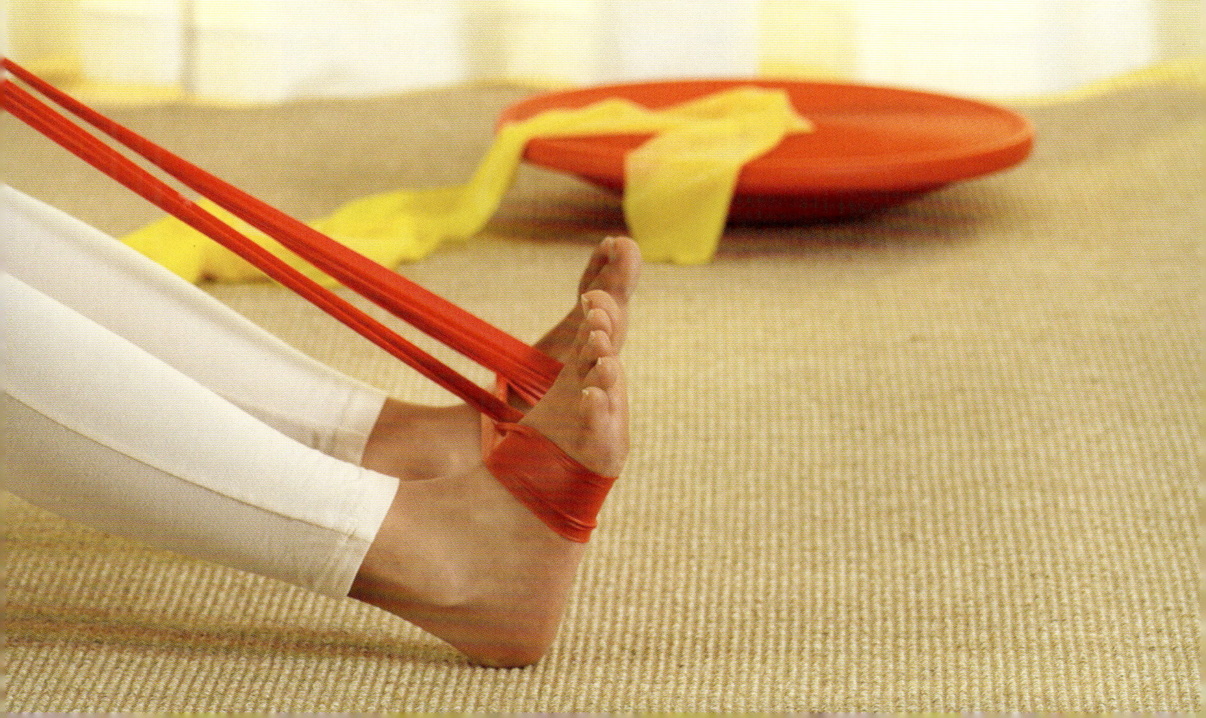

Aufwärmen muss sein!

Nicht verschwitzt, aber dennoch mobilisiert sollten Sie mit dem Training beginnen. Der Begriff »Aufwärmen« hat je nach Sportart eine andere Bedeutung. Für die Übungen mit dem Thera-Band® für Ihre Schulter- und Nackenmuskulatur ist kein so umfangreiches Aufwärmprogramm wie für ein Krafttraining im Gerätepark eines Fitnessstudios notwendig. Aber Sie sollten sich trotzdem unmittelbar zu Beginn Ihrer Trainingseinheit wenigstens 5 Minuten Zeit nehmen, um sich körperlich und mental auf die Übungen vorzubereiten. So vermeiden Sie weitere muskuläre Verspannungen und Fehlhaltungen in der Übungsausführung wegen Konzentrationsmangel.

MEIN RAT FÜR DEN ALLTAG

Je nachdem, wie viele Übungen Sie in einem Training ausführen möchten, sollten Sie immer mit den für Sie schwierigeren Übungen beginnen. Denn am Anfang des Trainings verfügen Sie noch über ausreichend Konzentration, um auf eine sichere Bewegungsausführung zu achten. Führen Sie die Bewegungen mit dem Thera-Band® fließend und gleichmäßig aus und lassen Sie es nicht unkontrolliert zurückschnellen. Das Band sollte während der Übungsausführung stets unter Spannung sein.

Aufwärmen – aber warum?

In der Aufwärmphase wird der Organismus auf die dann folgenden Anforderungen vorbereitet; sie ist also durchaus sinnvoll. Die Durchblutung verbessert sich, die Körpertemperatur wird erhöht und dadurch die Elastizität der Muskulatur optimiert. Die zu trainierende Muskulatur wird vermehrt mit Sauerstoff und Energie versorgt, wodurch diese auch leistungsfähiger wird. Sie fühlen sich im Training wohler, und Ihr Körper dankt es Ihnen.

Verletzungsprophylaxe

Wenn Sie mit kalter und durch die Alltagshaltung starr gewordener Muskulatur trainieren, besteht eine erhöhte Verletzungsgefahr. Das wäre in etwa so, als würden Sie mit dem Auto an einem kalten Wintertag sofort nach dem Starten mit 180 km/h auf die Autobahn rasen. Das Motorenöl ist zu diesem Zeitpunkt noch nicht ausreichend warm und flüssig, um den Motor geschmeidig laufen zu lassen. Im schlimmsten Fall droht ein Motorschaden.

Den Körper auf »Betriebstemperatur« bringen

Laufen, Springen, Tanzen oder ganz einfache Bewegungen erhöhen bereits Ihre Körpertemperatur und Ihre Atemfrequenz. Sie sollten sich nach Ihrem Aufwärmprogramm nicht erschöpft und müde, sondern frisch und aktiviert fühlen – sozusagen bereit für weitere Taten. Für einzelne Übungen zwischendurch genügt ein leichtes Lockern der Muskulatur.

Gelenke »schmieren«

Durch die Wechsel von Be- und Entlastung werden Ihre Gelenke mit Nährstoffen versorgt und die Produktion der Gelenkschmiere angeregt. Dies sind wichtige Voraussetzungen für ein gesundes Training.

Mentale Vorbereitung

Während Sie den Körper langsam in Bewegung bringen und auf die folgenden Übungen vorbereiten, kann auch Ihr Geist allmählich abschalten und das eine oder andere Alltagsproblem hinter sich lassen. Wenn Sie das Aufwärmen mit der positiven Wirkung auf Ihren Geist verbinden, können Sie sich dies im Beruf oder auch im Privatleben zunutze machen.
Sie werden spüren, dass Sie mit jedem neuen Aufwärmprozess besser mental abschalten können. Das hilft Ihnen in manchen verfahrenen Situationen schnell wieder einen klaren Kopf zu bekommen. Bereits hierdurch können die ersten Verspannungen gelöst werden.

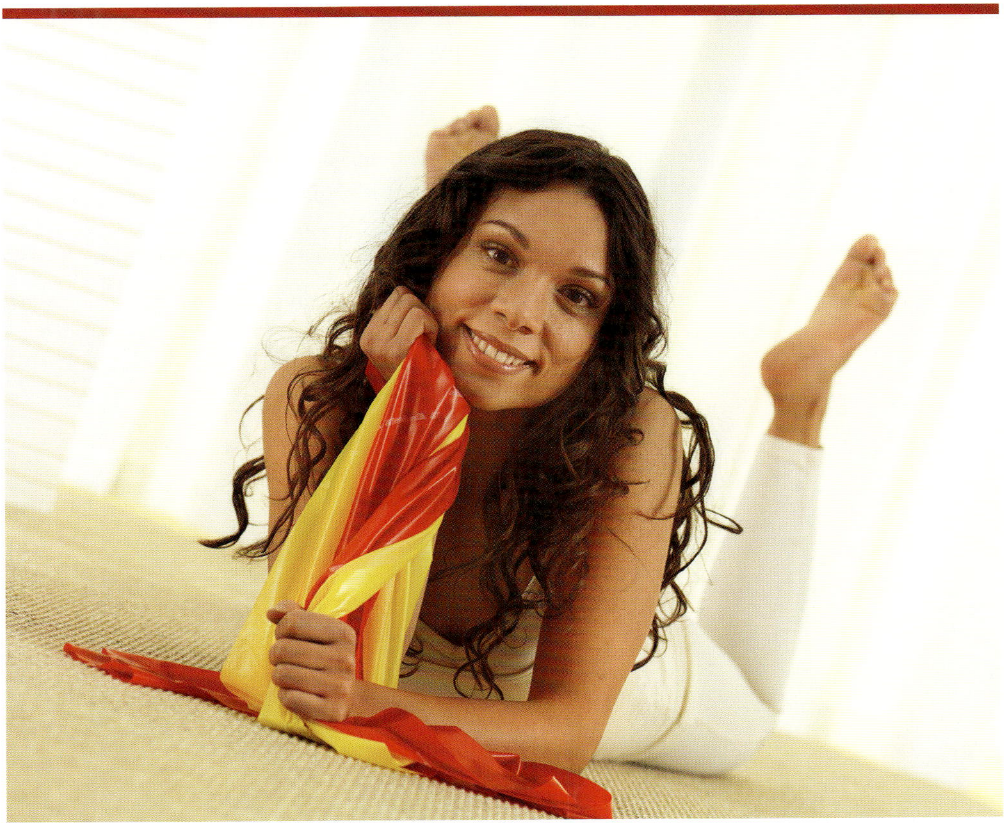

Das Aufwärmen hat eine positive Wirkung auf Ihren Körper und auch auf Ihren Geist. Schalten Sie mental vom Alltag ab und genießen Sie Ihre Trainingszeit ganz für sich.

Mit Spaß aufwärmen

Ihrer Fantasie sind hier keine Grenzen gesetzt. Marschieren Sie 5 Minuten auf der Stelle und bewegen Sie die Arme mit, legen Sie Ihre Lieblingsmusik ein und tanzen Sie dazu, kreisen Sie Ihre Schultern nach vorne und hinten. So können Sie ganz leicht und locker mit einem Aufwärmen beginnen. Folgende Übungen beziehen bereits das Thera-Band® in Ihre Vorbereitungsphase mit ein:

Kanu fahren

Mit dieser Übung mobilisieren Sie die Schultergelenke und bringen den Oberkörper in Schwung. Die Übung tut auch einfach mal zwischendurch ausgeführt gut und lockert die Schultern und den oberen Rücken.

1 Stellen Sie sich aufrecht und hüftbreit hin. Legen Sie das Thera-Band® einmal zusammen und greifen Sie es jeweils rechts und links mit beiden Händen etwa schulterbreit. Heben Sie die Arme mit leicht gebeugten Ellenbogen lang gestreckt auf Brusthöhe an.

2 Beginnen Sie nun mit den Armen eine liegende Acht in die Luft zu zeichnen. Dabei bleiben das Thera-Band® immer leicht gespannt und die Handgelenke stabil. Sie kreisen mit den Armen auf Brusthöhe. Führen Sie dann die Bewegung allmählich größer aus, indem Sie die Arme bis zum Bauchnabel senken und bis über den Kopf heben. Lassen Sie die Acht nach fünf bis zehn Wiederholungen wieder kleiner werden. Und beginnen Sie nun die liegende Acht in die andere Richtung zu zeichnen.

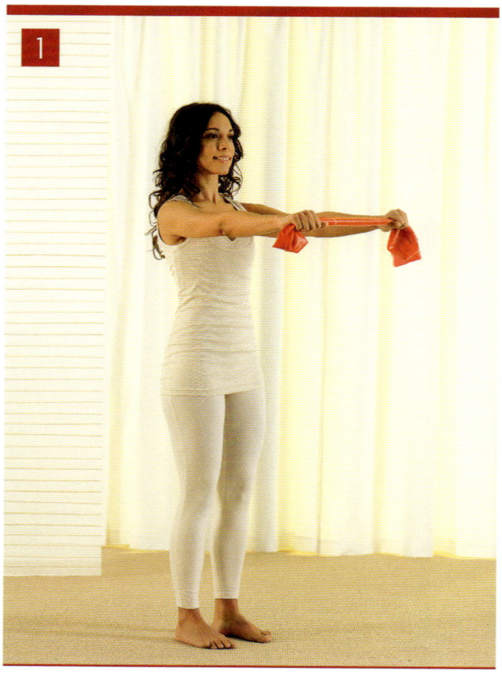

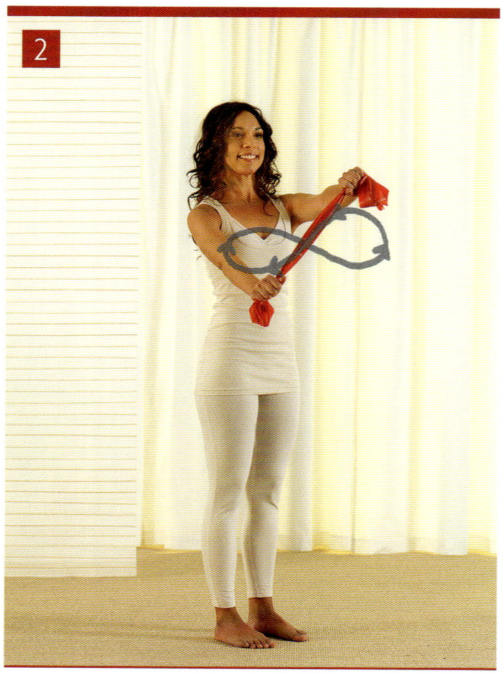

Regenbogen

Versetzen Sie sich zurück in Ihre Kindheit: Wie spannend war es, Bälle hochzuwerfen und vor allem wieder aufzufangen? Anstatt eines Balles verwenden Sie einfach das Thera-Band®. Falten Sie es zu diesem Zweck möglichst ganz klein zusammen.

1 Stehen Sie aufrecht und hüftbreit. Die Knie bleiben dabei leicht gebeugt. Nehmen Sie das Band in die rechte Hand. Sie können natürlich auch einen kleinen Ball verwenden. Heben Sie nun das linke Knie.

2 Werfen Sie das Thera-Band® in einem großen (Regen-)Bogen von der rechten Hand über Ihren Kopf zur linken Hand. Sehen Sie dabei dem fliegenden Band hinterher.

GUT ZU WISSEN

Das Balancieren auf einem Bein kann schon herausfordernd sein, dabei zeitgleich dem fliegenden Thera-Band® mit dem Blick zu folgen macht die Situation noch etwas wackliger. Dadurch beanspruchen Sie viele Ihrer Muskeln zur gleichen Zeit.

3 Fangen Sie das Band mit der linken Hand auf und werfen Sie es anschließend wieder über den Kopf von der linken Hand in die rechte zurück. Setzen Sie dabei den linken Fuß wieder auf und heben das rechte Bein. Führen Sie zehn Wiederholungen durch.

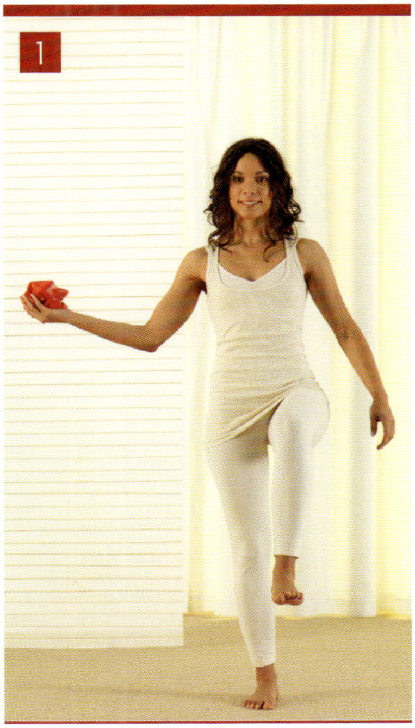

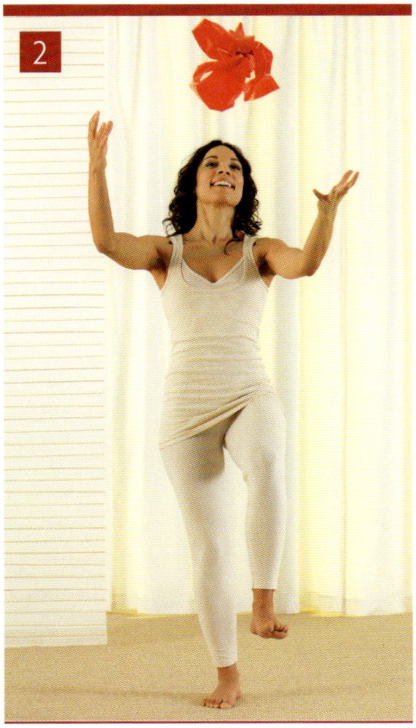

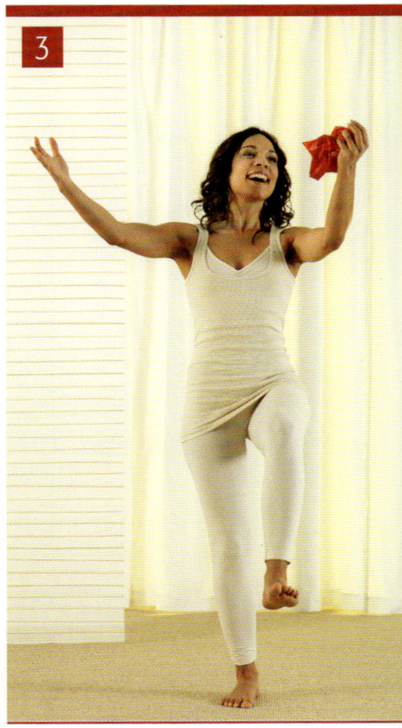

Übungen für die Schulter

Die folgenden Übungen kräftigen und stabilisieren Ihre Schultermuskulatur. Verwenden Sie ein grünes oder rotes Thera-Band®. Falls Sie ungeübt sind, sollten Sie mit dem leichtesten Widerstand, dem gelben Band, beginnen. Führen Sie die Bewegungen mit dem Band fließend und gleichmäßig aus und lassen Sie es nicht unkontrolliert zurückschnellen.

Rudern

Mit dieser Übung definieren Sie Ihre Schulterpartie. Denken Sie daran, dass die Schultern einen nicht unerheblichen Einfluss auf Ihr Erscheinungsbild haben.

1 Stellen Sie sich aufrecht und hüftbreit mittig auf das Thera-Band®. Wickeln Sie die Bandenden um beide Hände. Lassen Sie beide Arme nach unten hängen. Führen Sie beide Daumen vor dem Becken aneinander. Die Handrücken zeigen nach vorne. In dieser Position sollte das Thera-Band® bereits eine leichte Vorspannung aufweisen. Die Füße und Knie weisen gerade nach vorne. Schonen Sie Ihre Gelenke: lassen Sie die Knie und Ellenbogen leicht gebeugt.

2 Ziehen Sie das Übungsband nun dicht vor dem Körper nach oben. Die Bewegung wird durch die Ellenbogen angeführt, die immer etwas höher als die Hände positioniert bleiben. In der Endposition befinden sich beide Hände vor

Für eine optimale Wirkung

- In der Ausgangsstellung sollte das Thera-Band® bereits vorgespannt sein und auch während der Übungsausführung stets unter Spannung bleiben.
- Behalten Sie während der Übungsausführung die aufrechte Position bei. Weichen Sie nicht mit Ihrem Oberkörper nach vorne oder hinten aus. Spannen Sie hierzu Ihre Bauchmuskulatur leicht an.
- Ziehen Sie mit Anheben der Arme die Schulterblätter bewusst in Richtung Gesäß und bleiben Sie im Nacken ganz entspannt.
- Schonen Sie Ihre Gelenke: Drücken Sie in der Ausgangsposition die Knie- oder Ellenbogengelenke nicht ganz durch, sondern halten Sie diese immer leicht gebeugt.
- Die Bewegung wird mit den Ellenbogen voran ausgeführt.
- Achten Sie auf stabile Handgelenke. Knicken Sie Ihre Hände nicht zur Seite bzw. nach oben oder unten ab. Die Handrücken sollten immer eine Linie mit den Unterarmen bilden.
- Je kürzer Sie das Band greifen, umso schwieriger wird die Übung.

der Brust und die Ellenbogen auf Schulterhöhe. Atmen Sie in dieser Anspannungsphase aus. Senken Sie anschließend die Hände genauso langsam wieder in die Ausgangsposition zurück. Atmen Sie hier ein.

Wiederholen Sie die Übung 10- bis 20-mal. Lockern Sie anschließend Schultern und Arme aus und führen Sie nach einer kurzen Pause einen weiteren Satz mit der gleichen Anzahl an Wiederholungen durch.

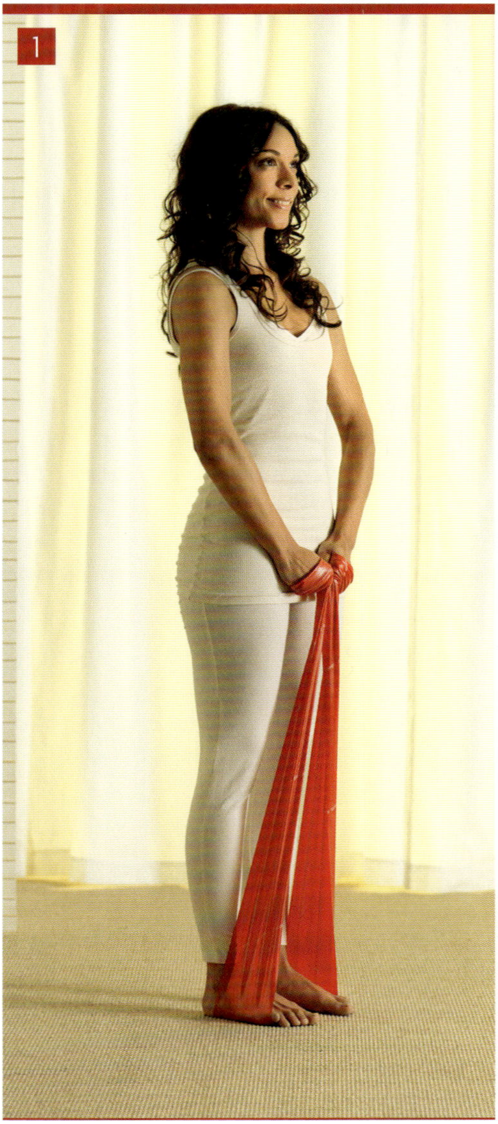

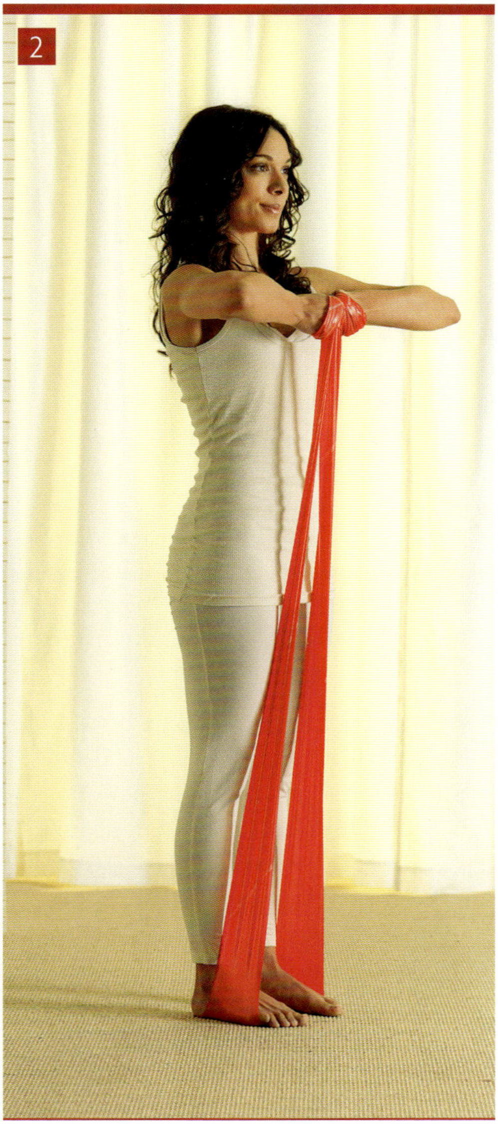

Schulterdrücken

Wenn Sie unter starken Nackenverspannungen leiden, sollten Sie nachfolgende Übung anfangs nur mit leichtem Widerstand, also einem gelben Thera-Band®, ausführen. Mit dieser Übung formen Sie die Silhouette Ihrer Schulter. Zusätzlich kräftigen Sie auch die Oberarmrückseite und den Kapuzenmuskel, der Ihre Schulterblätter während der Übungsausführung zur Wirbelsäule hin und auch nach unten in Richtung Gesäß zieht.

1 Legen Sie das Thera-Band® mittig über die vordere Hälfte eines Stuhls. Setzen Sie sich aufrecht auf das Band und wickeln Sie die Bandenden jeweils rechts und links um Ihre Hand. Winkeln Sie die Unterarme nach oben an. Die Oberarme bleiben hierbei dicht neben dem Oberkörper. Ihre Fingerspitzen zeigen nach oben und die Handinnenflächen nach vorne. Die Hände befinden sich nun etwa auf Schulterhöhe, und das Band sollte hier bereits leicht gespannt sein.

2 Strecken und beugen Sie nun die Arme im Wechsel lang nach oben aus. Die Handinnenflächen zeigen auch während der Bewegung weiterhin nach vorne und die Fingerspitzen nach oben. Lassen Sie die Ellenbogen auch in der Endposition leicht gebeugt.
Führen Sie diese Bewegung 10- bis 20-mal je Seite aus und wiederholen Sie die Übung nach einer kurzen Pause ein weiteres Mal.

Einfache Variation

Winkeln Sie nur einen Unterarm neben dem Oberkörper an und legen Sie die andere Hand entspannt auf Ihrem Oberschenkel ab. Führen Sie nun 10 Wiederholungen mit dem angewinkelten Arm aus. Lockern Sie diesen und führen Sie die Übung dann auch mit dem an-

Für eine optimale Wirkung

- Sitzen Sie aufrecht, sodass Sie beide Steißbeinhöcker gleichmäßig auf der Sitzfläche spüren. Spannen Sie die Bauchmuskulatur leicht an, um ein Hohlkreuz zu vermeiden.
- Beide Ohrläppchen sollten jeweils auf beiden Seiten den gleichen Abstand zu den Schultern haben.
- Ziehen Sie das Kinn nach hinten zur Wirbelsäule und den Hinterkopf nach oben zur Decke.
- Senken Sie die Schultern bewusst in Richtung Gesäß, auch während Sie den Arm nach oben strecken.
- Spüren Sie, wie sich das Schulterblatt mit dem Strecken des Arms etwas von der Wirbelsäule entfernt und sich mit dem Beugen wieder der Wirbelsäule nähert.
- Atmen Sie mit der Anstrengung (Armstreckung) aus und mit der Entspannung (Armbeugung) ein.

deren Arm aus, während sich die bereits trainierte Seite erholen kann. Wiederholen Sie die Übung je Seite ein weiteres Mal.

Schwierige Variation

Führen Sie die Übung mit beiden Armen gleichzeitig aus. Achten Sie dabei besonders auf Ihre Stabilität im Oberkörper. Weichen Sie mit Ihrem Oberkörper weder nach hinten oder vorne noch nach rechts oder links aus. Bleiben Sie im Nacken entspannt und ziehen Sie die Schultern bewusst nach unten in Richtung Gesäß. Diese Variante erfordert eine gute Körperhaltung. Verringern Sie anfangs eventuell den Widerstand, bis Sie sich mit der Übungsausführung sicher sind.

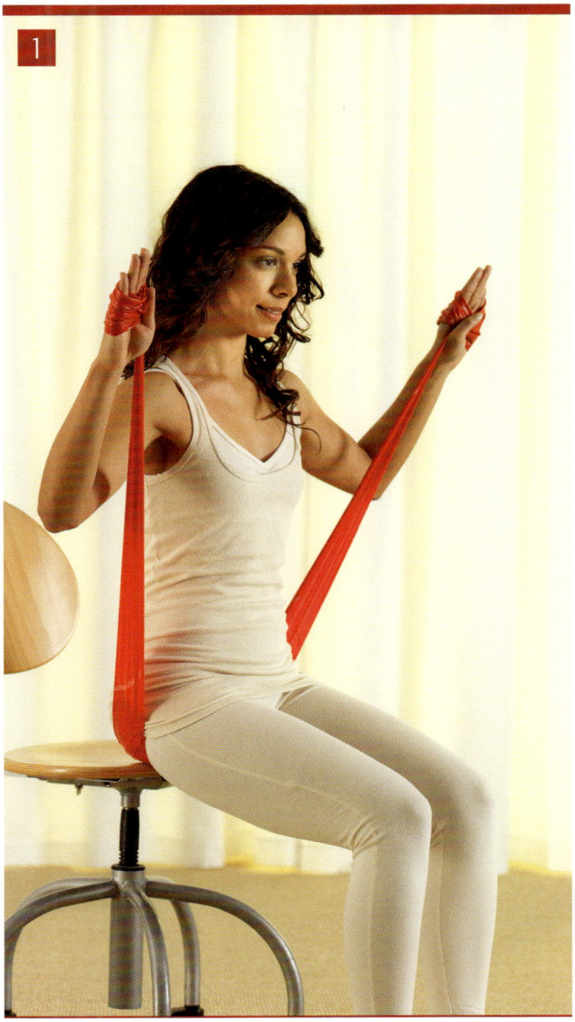

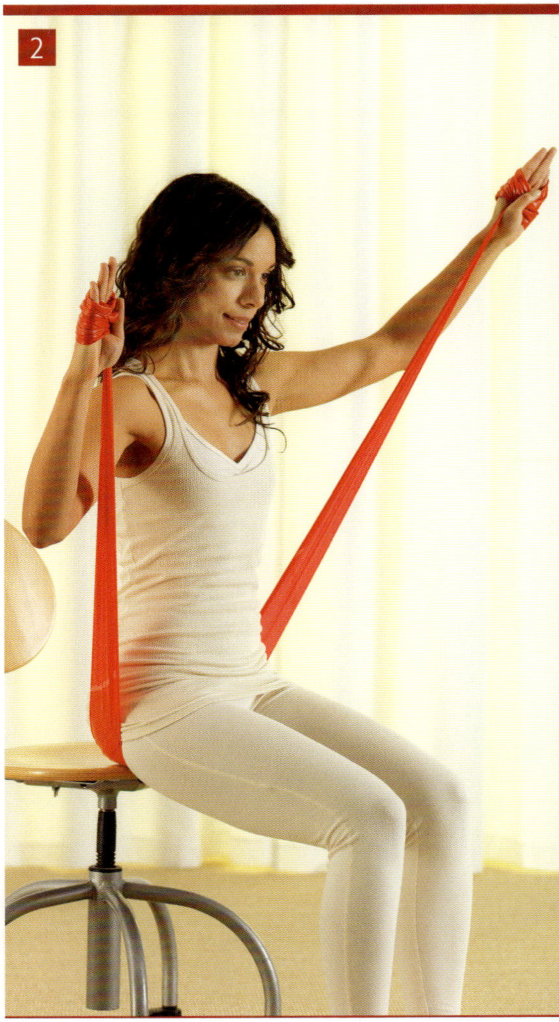

Seitheben

Das seitliche Anheben der Arme formt die Schulter und kräftigt die gelenkstabilisierende Muskulatur, zusätzlich werden auch Bauch- und Rückenmuskulatur bei der Übung beansprucht.

1 Stellen Sie sich aufrecht und hüftbreit mittig auf das Thera-Band®. Beide Füße stehen parallel zueinander. Wickeln Sie die Bandenden jeweils um die Hände, sodass Sie mit lang nach unten ausgestreckten Armen bereits eine leichte Vorspannung des Bandes spüren. Die Handinnenflächen zeigen zum Körper, die Fingerspitzen nach unten zum Boden.

2 Winkeln Sie die Arme leicht an und heben Sie mit dem Ausatmen beide Arme zur Seite bis auf Schulterhöhe an. Der Winkel zwischen Ober- und Unterarmen sollte circa 45 Grad betragen. Die Handrücken zeigen in der Endposition nach oben zur Decke.

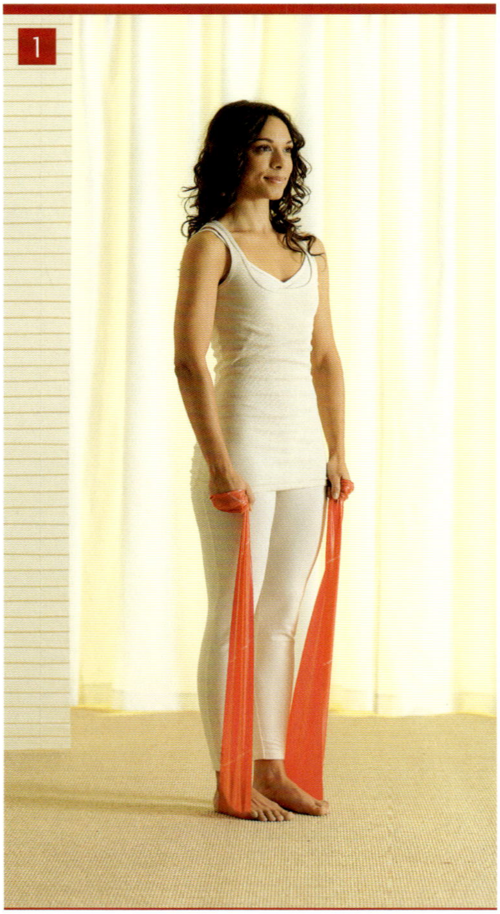

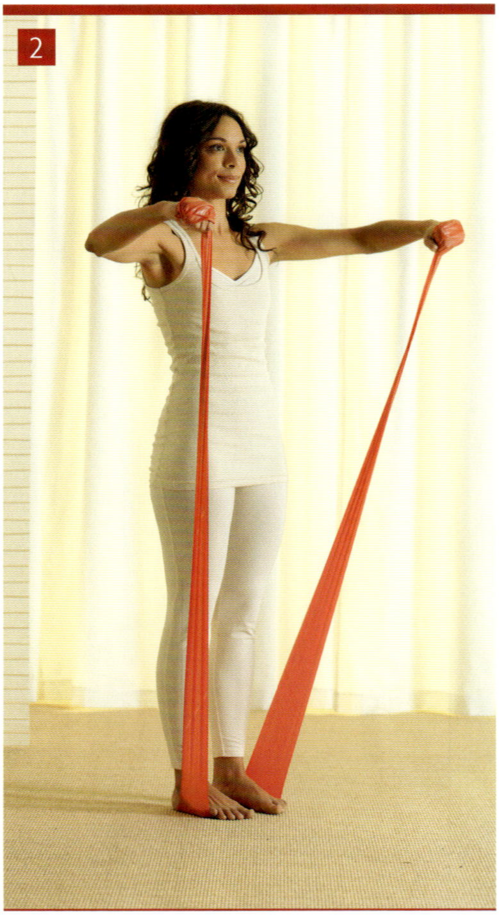

Senken Sie mit dem Einatmen beide Arme langsam wieder seitlich neben den Oberkörper ab. Behalten Sie die Spannung in den Armen bei und heben Sie mit dem nächsten Ausatmen wieder beide Arme zur Seite nach oben an. Wiederholen Sie diese Übung 10- bis 20-mal.

Einfache Variationen

Heben Sie jeweils nur einen Arm zur Seite an. Senken Sie den Arm neben den Oberkörper ab, um dann den anderen Arm anzuheben. Führen Sie die Übung im Wechsel aus und weichen Sie dabei mit Ihrem Oberkörper nicht zur Seite aus.

Ebenso können Sie die Übung auch im Sitzen ausführen. Legen Sie hierzu das Band mittig auf die vordere Hälfte eines Stuhles und setzen Sie sich darauf. Wickeln Sie die Bandenden um Ihre Hände und führen Sie die Übung wie beschrieben aus. Bleiben Sie auch im Sitzen mit dem Oberkörper stabil und aufrecht. Sie sollten beide Sitzbeinhöcker gleichermaßen spüren.

Schwierige Variation

Führen Sie die Bewegung schneller oder mit höherem Widerstand aus.
Verwenden Sie eine instabile Unterlage (zum Beispiel eine zusammengerollte Gymnastikmatte oder das SISSEL® Balance Board), um gleichzeitig Ihre Tiefenmuskulatur und Gleichgewichtsfähigkeit zu trainieren.

Für eine optimale Wirkung

- Bleiben Sie während der Übungsausführung aufrecht stehen. Weichen Sie mit dem Oberkörper weder nach hinten noch nach vorne aus.
- Ziehen Sie beide Schulterblätter in Richtung Gesäß.
- Knicken Sie nicht in Ihren Handgelenken ab. Die Handrücken bilden eine Linie mit dem Unterarm.
- Achten Sie auf eine stabile Körperposition: Ziehen Sie das Steißbein in Richtung Kniekehlen und heben Sie gleichzeitig das Brustbein leicht nach vorne oben an.
- Strecken Sie die Knie nicht ganz durch, sondern lassen Sie diese immer ganz leicht gebeugt.

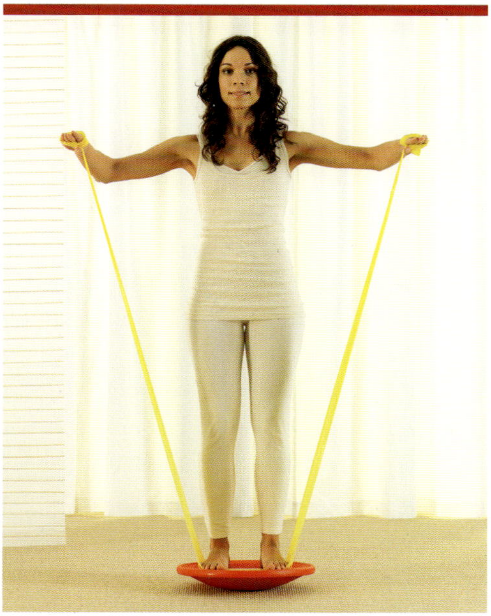

Mit dem SISSEL® Balance Board erhöhen Sie die Trainingsintensität. Sie können stattdessen aber auch eine zusammengerollte Gymnastikmatte verwenden.

Frontheben

Bei dieser Übung trainieren Sie den vorderen Anteil des dreiteiligen Deltamuskels, der auch für das optische Erscheinungsbild Ihrer Schulter verantwortlich ist. Die Drehung der Handflächen nach oben unterstützt die Ausrichtung Ihrer Schulterblätter. Denn beide Schultern sollen während der Übungsausführung in Richtung Gesäß gezogen werden.

1 Stellen Sie sich mit einem Fuß auf die Mitte des Thera-Bandes®. Machen Sie mit dem anderen Fuß einen großen Schritt nach vorne. Das vordere Knie sollte sich gebeugt senkrecht über der Ferse befinden. Neigen Sie sich aus der Taille heraus nach vorn, bis der Oberkörper eine Linie mit dem hinteren Bein bildet. Das hintere Knie bleibt leicht gebeugt. Beide Knie zeigen in die gleiche Richtung wie die Füße. Wickeln Sie beide Bandenden um Ihre Hände, sodass das Band mit lang nach unten ausgestreckten Armen bereits eine Vorspannung aufweist.

2 Spannen Sie Ihre Bauchmuskulatur leicht an und heben Sie mit dem Ausatmen beide Arme lang nach vorne bis auf Schulterhöhe an. Drehen Sie mit dem Anheben der Arme Ihre Handinnenflächen nach oben zur Decke. Die Fingerspitzen zeigen in der Endposition nach vorne. Aktivieren Sie Ihre Handmuskeln, damit die Handgelenke stabil bleiben. Strecken Sie die Ellenbogen nicht ganz durch, sondern lassen Sie diese leicht gebeugt.
Senken Sie mit dem Einatmen beide Arme genauso langsam wieder nach unten ab. Behalten Sie die Spannung in Armen und Oberkörper bei und führen Sie 10 bis 20 Wiederholungen aus. Nach einer kleinen Lockerungspause können Sie einen weiteren Satz dieser Übung machen.

Einfache Variation

Führen Sie die Übung jeweils mit nur einem Arm aus. Heben und senken Sie ihn 10-mal und wiederholen Sie diese Bewegung anschließend mit dem anderen Arm. Oder heben und senken Sie die Arme im Wechsel und führen Sie 10 bis 20 Wiederholungen durch.
Achten Sie aber bei dieser Variation besonders auf Ihre Oberkörperstabilität. Drehen Sie nicht seitlich mit, während Sie nur einen Arm gegen den Widerstand des Thera-Bandes® nach oben heben.

Für eine optimale Wirkung

- Bleiben Sie im Nacken entspannt und im Oberkörper aufrecht. Weichen Sie mit dem Oberkörper weder nach hinten noch nach vorne aus. Spannen Sie Ihre Bauch- und Rückenmuskulatur an, dann bleiben Sie während der Übungsausführung stabil im Oberkörper.
- Ziehen Sie das Kinn zur Halswirbelsäule und die Schulterblätter in Richtung Gesäß.
- Verlagern Sie Ihr Gewicht gleichmäßig auf beide Füße.
- Wenn Sie ein Abknicken in den Handgelenken nicht vermeiden können, verwenden Sie ein Thera-Band® mit geringerem Widerstand.

Schwierige Variation

Halten Sie nach 10 Wiederholungen in der Endposition inne und führen Sie auf Schulterhöhe 10 ganz kleine Auf-und-ab-Bewegungen im gleichen oder auch doppelten Tempo durch. Aber aufgepasst: Halten Sie währenddessen nicht die Luft an, sondern atmen Sie gleichmäßig weiter. Weichen Sie mit dem Oberkörper weder nach vorne noch nach hinten aus und ziehen Sie die Schulterblätter weiterhin in Richtung Gesäß. Führen Sie nach einer kleinen Lockerungspause einen weiteren Satz aus.

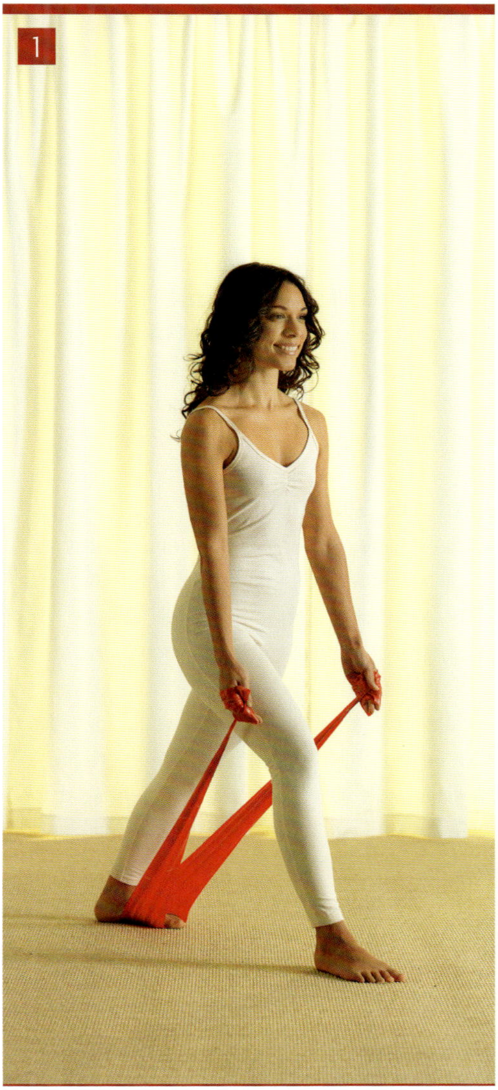

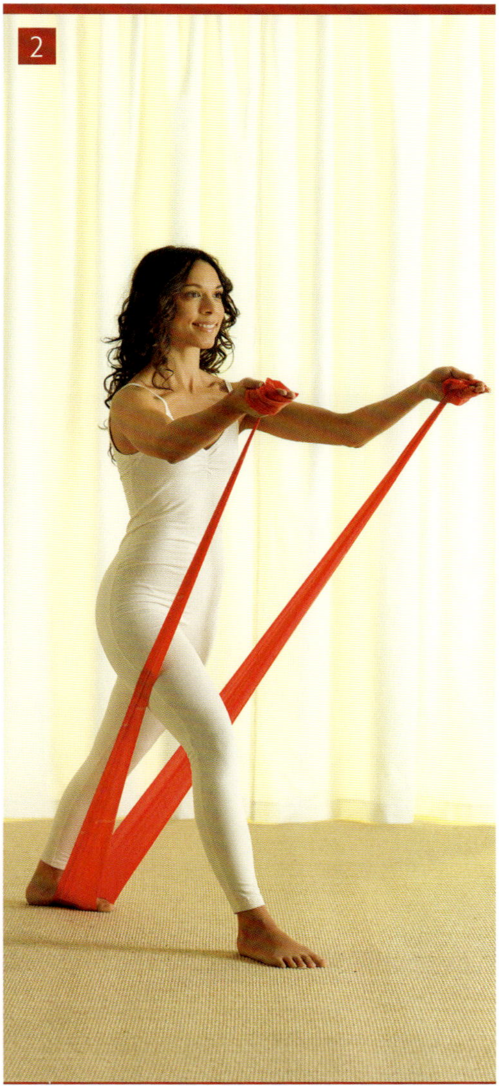

Langlauf

Bei dieser Übung geht es »schwungvoll« zu. Führen Sie sie dennoch kontrolliert und mit Kraft aus, dann trainieren Sie den vorderen und hinteren Anteil des dreiteiligen Deltamuskels, der Ihren Schultern Form und Halt gibt.

1 Stellen Sie sich mit einem Fuß auf die Mitte des Thera-Bandes®. Setzen Sie den anderen Fuß einen Schritt nach hinten auf. Das Knie des vorderen Beins ist gebeugt und steht senkrecht über der Ferse, beide Füße zeigen nach vorn. Neigen Sie sich aus der Taille heraus nach vorn, bis der Oberkörper eine Linie mit dem hinteren Bein bildet. Das hintere Knie bleibt leicht gebeugt. Wickeln Sie beide Bandenden um Ihre Hände, sodass das Band mit lang nach unten ausgestreckten Armen bereits eine Vorspannung aufweist.

2 Heben Sie nun im Wechsel einen Arm nach vorne auf Schulterhöhe an und den anderen Arm gleichzeitig lang nach hinten oben. Der Handrücken der vorderen Hand zeigt in der Endposition nach oben und die Fingerspitzen nach vorne. Der kleine Finger der hinteren Hand zeigt nach hinten, der Daumen nach vorn und die Fingerspitzen schräg nach hinten unten.
Halten Sie diese Spannung jeweils kurz, bevor Sie die Armposition wieder wechseln. Die Bewegung sollte aus den Schultern kommen, während der Oberkörper stabil bleibt.
Wiederholen Sie diese Übung 2-mal mit jeweils 10 bis 20 Wiederholungen, wobei beim zweiten Durchgang der andere Fuß vorne steht.

Für eine optimale Wirkung

- Ziehen Sie das Kinn zur Halswirbelsäule und den Hinterkopf nach oben zur Decke.
- Schieben Sie nicht die Schultern hoch zu den Ohren, sondern senken Sie beide bewusst in Richtung Gesäß.
- Bleiben Sie in Oberkörper und Becken stabil. Weichen Sie weder nach hinten noch nach vorne aus. Drehen Sie nicht das Becken mit.
- Atmen Sie während der Übungsausführung immer gleichmäßig weiter.
- Knicken Sie nicht in Ihren Handgelenken ab. Der Handrücken sollte mit dem Unterarm eine Linie bilden.

Einfache Variation

Führen Sie die Übung mit nur einem Arm aus. Stützen Sie hierzu den seitengleichen Arm des hinteren Beines bequem in Ihrer Taille ab. Heben Sie den anderen Arm nach vorne auf Schulterhöhe an und senken Sie diesen anschließend genauso langsam wieder ab. Führen Sie ihn anschließend nach hinten oben und langsam wieder zurück. Wiederholen Sie dies 10-mal und wechseln Sie dann die Arm- und Beinseite. Bleiben Sie im Oberkörper stabil.

Schwierige Variation

Ändern Sie die Handpositionen und erhöhen Sie dadurch den Anspruch an Ihre Koordinationsfähigkeit. Drehen Sie beim Heben der Arme jeweils die Handinnenfläche zur Decke.

Die Fingerspitzen sind in der Endposition jeweils gestreckt vorne. Führen Sie dies im Wechsel 10- bis 20-mal je Seite aus. Erhöhen Sie das Tempo. Aber beachten Sie, die Übung dennoch mit Kraft und nicht mit Schwung auszuführen. Ebenso können Sie das Tempo stark verringern. So haben Sie im Zeitlupentempo mehr Kontrolle über Ihre Bewegungsausführung und spüren die Arbeit Ihrer Muskulatur noch intensiver.

Trainieren Sie zusätzlich Ihre Tiefenmuskulatur und die Gleichgewichtsfähigkeit, indem Sie Ihren vorderen Fuß auf eine instabile Unterlage stellen.

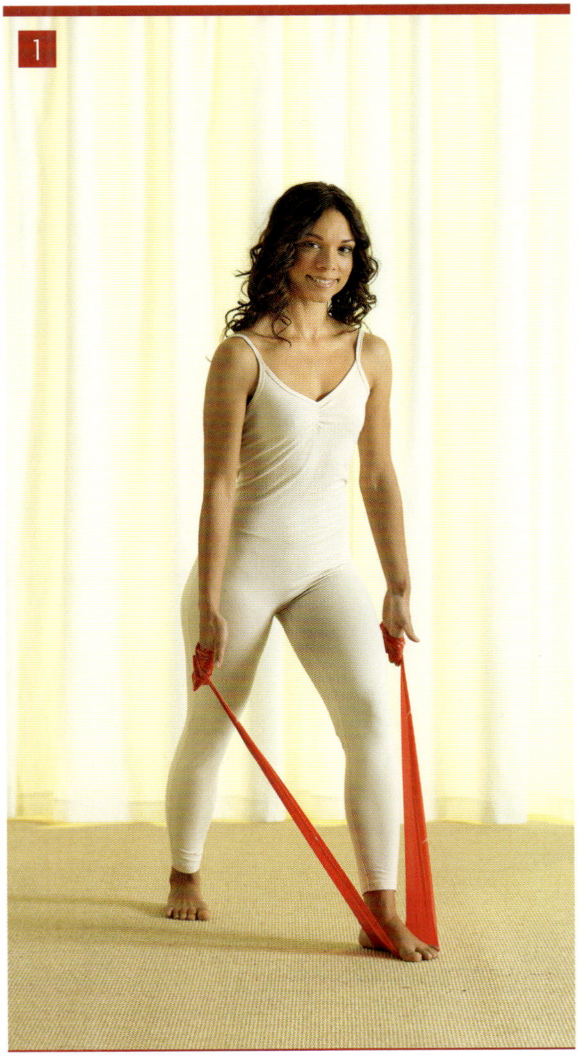

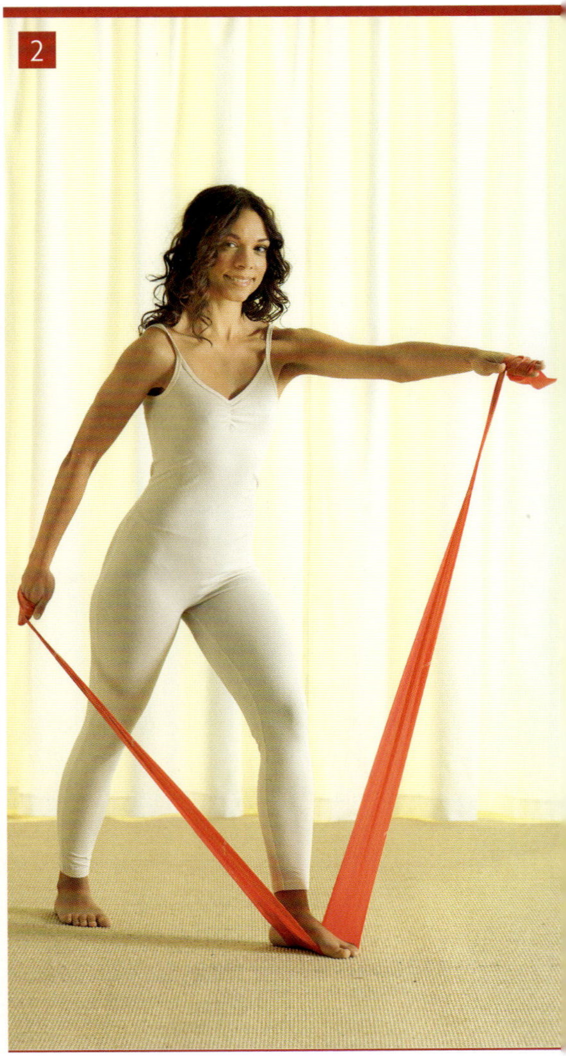

Schulterblattzug

Wenn Sie häufig vornübergebeugt am Schreibtisch vor dem Computer sitzen, dann verschafft Ihnen diese Übung einen wohltuenden Ausgleich. Sie kräftigt die stabilisierenden Muskeln des Schultergelenks sowie den mittleren Anteil des dreiteiligen Kapuzenmuskels, der die Schulterblätter zueinander bzw. zur Wirbelsäule zieht und Ihren Oberkörper dadurch aufrichtet.

1 Legen Sie das Thera-Band® einmal der Länge nach zusammen und nehmen Sie den Vierfüßlerstand ein. Fixieren Sie ein Ende des Bandes unter einer Hand. Wickeln Sie das andere Ende um die freie Hand. Wenn Sie nun beide Hände unter Ihren Schultern aufstützen, sollte das Band bereits leicht gespannt sein. Die Knie befinden sich jeweils senkrecht unter den Hüftgelenken.

2 Verlagern Sie das Gewicht auf die Hand, die das Thera-Band® auf dem Boden fixiert. Winkeln Sie den anderen Arm an, der Ellenbogen befindet sich unterhalb der Schulter. Heben Sie mit dem Ausatmen den angewinkelten Arm gegen den Widerstand des Bandes seitlich auf Schulterhöhe an. Der Oberarm ist parallel zum Boden ausgerichtet, und der Ellenbogen befindet sich auf Schulterhöhe. Senken Sie mit dem nächsten Einatmen den angewinkelten Arm langsam wieder nach unten ab. Der Winkel zwischen Ober- und Unterarm verändert sich dabei nicht. Der Ellenbogen befindet sich nun wieder unterhalb der Schulter. Führen Sie 10 bis 20 Wiederholungen dieser Übung aus. Setzen Sie sich anschließend kurz auf und lockern Sie die Arme und den Oberkörper aus, bevor Sie die Übung mit dem anderen Arm ausführen.

Schwierige Variation

Erhöhen Sie das Übungstempo. Arbeiten Sie aber nicht mit Schwung, sondern mit Kraft, der Oberkörper bleibt dabei stabil. Denn Qualität geht vor Quantität!

Für eine optimale Wirkung

- Halten Sie den Kopf in Verlängerung zur Wirbelsäule.
- Ziehen Sie die Schultern in Richtung Gesäß. Achten Sie auf einen geraden Rücken. Vermeiden Sie ein Hohlkreuz, aber auch einen »Katzenbuckel«.
- Spüren Sie bewusst, wie das Schulterblatt der angespannten Seite zur Wirbelsäule gezogen wird.
- Führen Sie die Aufwärtsbewegung mit dem Ellenbogen an, nicht mit der Hand.
- Drehen Sie Ihren Oberkörper nicht mit der Bewegung zur Seite, sondern halten Sie beide Schultern immer parallel zum Boden ausgerichtet.
- Achten Sie auf ein stabiles Handgelenk des angespannten Arms. Der Handrücken sollte eine Linie mit dem Unterarm bilden.

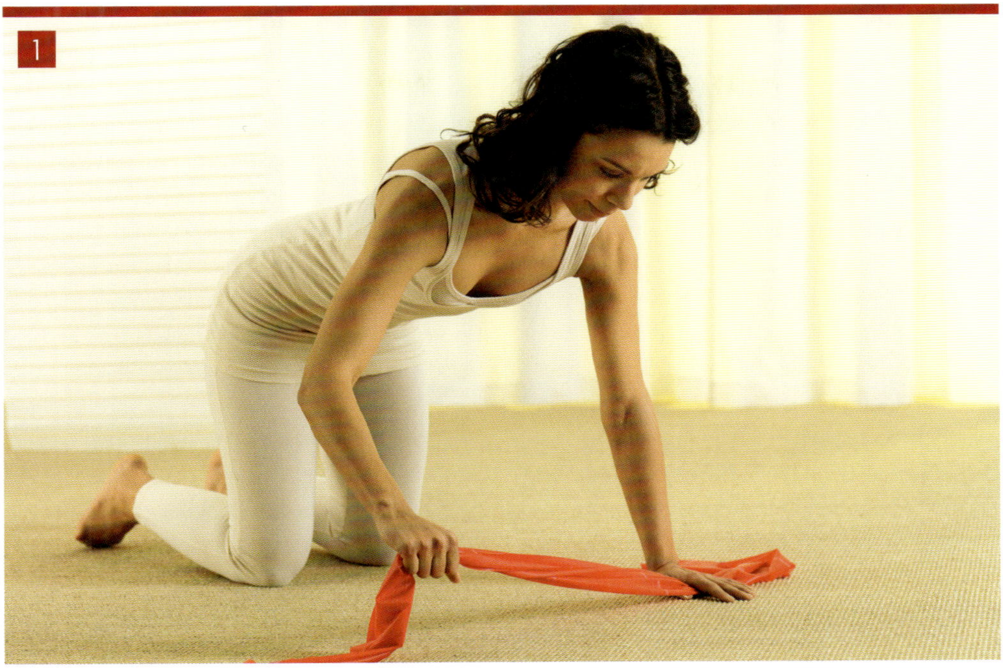
1

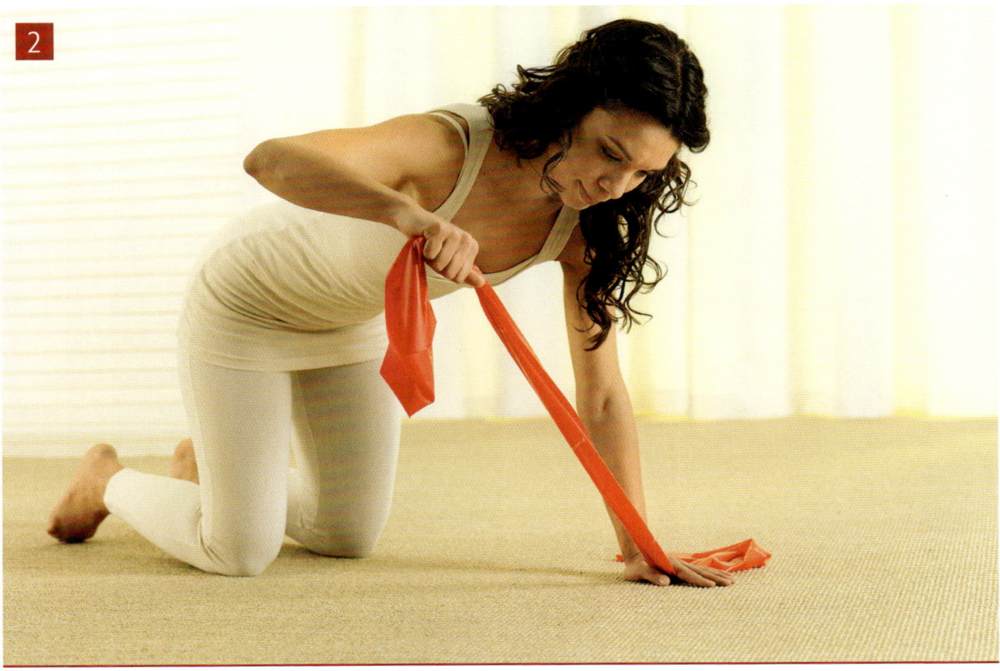
2

Armhebel

In erster Linie kräftigen Sie mit dieser Übung die schultergelenksstabilisierende Muskulatur. Falls es Ihnen zu Beginn Ihres Trainings noch schwerfällt, die Beine in der Luft zu halten, können Sie Ihre Füße auch auf einen Stuhl aufstützen.

1 Legen Sie das Thera-Band® mittig über Ihre Fußrücken. Führen Sie die Bandenden von außen nach innen um die Fußsohlen herum und zwischen den Füßen durch zu Ihren Händen. Legen Sie das Band hier einmal über Kreuz und wickeln Sie die Bandenden jeweils um Ihre Hände. Begeben Sie sich nun in die Rückenlage und heben Sie die Beine angewinkelt an. Die Knie sollten sich senkrecht über den Hüftgelenken und die Unterschenkel parallel zum Boden befinden. Legen Sie Ihre Ellenbogen rechts und links neben den Schultern auf und winkeln Sie die Unterarme nach oben an. Ober- und Unterarm bilden hier einen rechten Winkel. Die Handinnenflächen zeigen in dieser Position nach vorne und die Fingerspitzen nach oben zur Decke. Hier sollte das Band bereits eine leichte Vorspannung aufweisen.

2 Führen Sie beim Ausatmen die Unterarme gegen den Widerstand des Bandes nach hinten unten zum Boden, während die Oberarme fest auf dem Boden fixiert bleiben. In der Endposition befinden sich die Handrücken und Unterarme optimalerweise auf dem Boden und die Handinnenflächen zeigen hoch zur Decke. Ober- und Unterarm behalten auch in dieser Position den rechten Winkel bei.
Führen Sie die Unterarme beim Einatmen langsam und kontrolliert wieder zurück in die Ausgangsposition.
Wiederholen Sie diese Übung 10- bis 20-mal.

Für eine optimale Wirkung

- Schieben Sie Ihre Lendenwirbelsäule sanft zum Boden und die Schultern in Richtung Gesäß.
- Der Kopf befindet sich mittig zwischen den Schultern.
- Die Oberarme behalten während des gesamten Übungsablaufs Kontakt zum Boden.
- Wenn Sie es nicht schaffen, die Handrücken gegen den Widerstand nach hinten auf den Boden abzulegen, dann führen Sie die Unterarme einfach so weit wie möglich nach hinten unten. Sie werden sehen, nach einigen Tagen Training gelingt es Ihnen leicht, die Hände ganz abzusenken.

Einfache Variation

Führen Sie die Übung mit einem Stuhl oder Hocker durch. Legen Sie sich auf den Boden und Ihre Füße auf den Stuhl oder Hocker. Stützen Sie beide Fersen auf der Sitzfläche auf. Auch in dieser Position sollten die Knie senkrecht über den Hüftgelenken stehen und die Unterschenkel einen rechten Winkel zu den Oberschenkeln aufweisen. Spannen Sie die Bauchmuskulatur an, um nicht in ein Hohlkreuz gezogen zu werden.

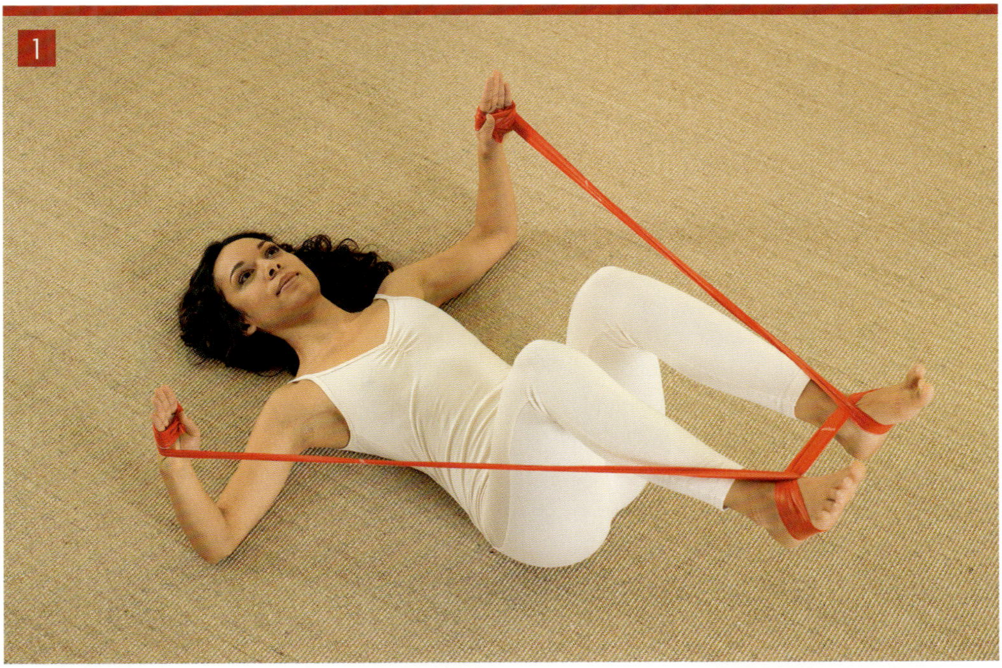
1

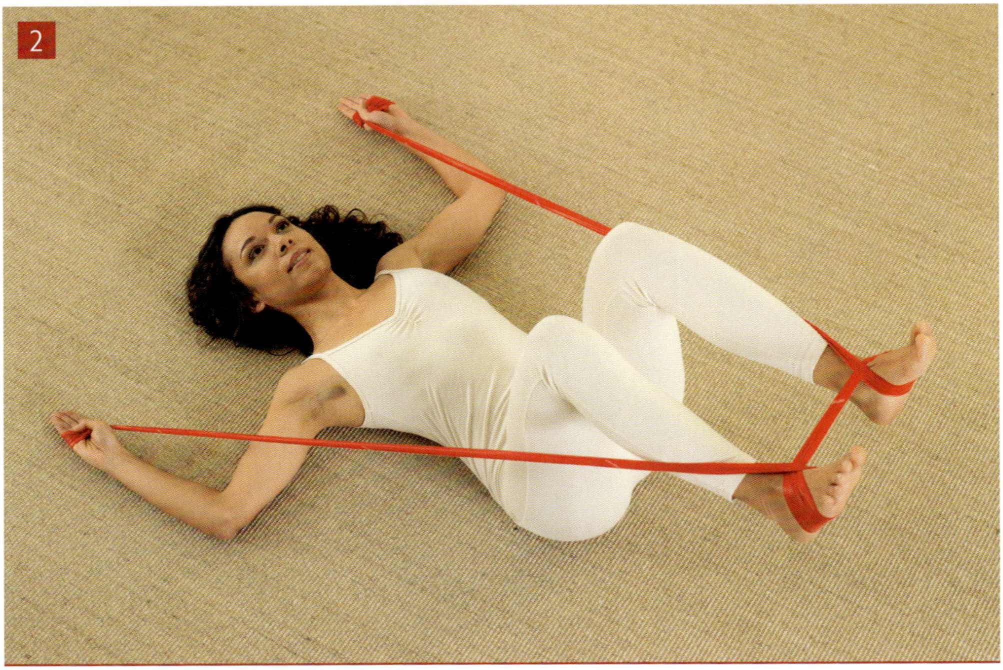
2

Schulterspannung

Mit dieser Übung trainieren Sie den hinteren Anteil Ihrer Schultermuskulatur sowie die Rückseiten Ihrer Oberarme. Im Alltag gehen unsere Armbewegungen häufig nach vorne; hier finden Sie einen angenehmen Ausgleich zu diesem Bewegungsmuster.

1 Stellen Sie sich mit einem Fuß auf die Mitte des Thera-Bandes®. Gehen Sie mit dem anderen Fuß einen großen Schritt nach hinten. Das vordere Knie befindet sich gebeugt senkrecht über der Ferse. Neigen Sie sich mit dem Oberkörper aus der Taille heraus nach vorn, bis dieser mit dem hinteren Bein eine Linie bildet. Strecken Sie das Knie des hinteren Beines nicht ganz durch. Beide Knie zeigen in die gleiche Richtung wie die Füße. Wickeln Sie beide Bandenden um Ihre Hände, sodass das Band bei lang nach unten ausgestreckten Armen bereits eine Vorspannung aufweist. Beide Handinnenflächen zeigen in der Ausgangsposition zum Körper und die Fingerspitzen zum Boden.

2 Spannen Sie die Bauchmuskulatur leicht an und heben Sie mit dem Ausatmen beide Arme lang nach hinten oben an. Die Handinnenflächen zeigen nun hinter Ihrem Rücken zueinander. Ziehen Sie die Schulterblätter in Richtung Gesäß. Lassen Sie die Ellenbogen leicht gebeugt.
Führen Sie mit dem Einatmen beide Arme genauso langsam wieder zurück neben den

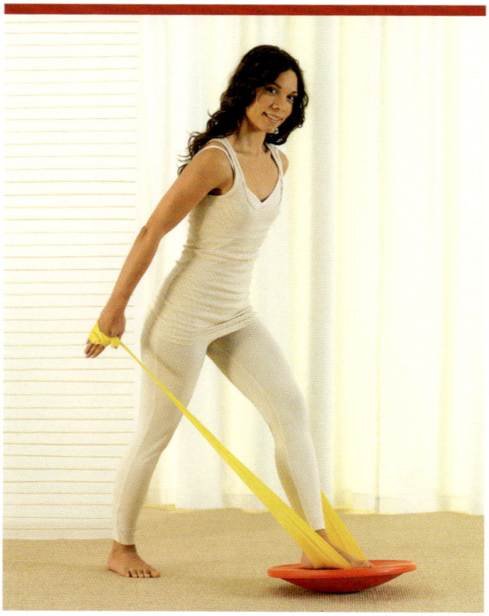

Erhöhen Sie die Trainingsintensität mit einer instabilen Unterlage unter ihrem vorderen Fuß.

Für eine optimale Wirkung

- Bleiben Sie im Nacken entspannt und im Oberkörper stabil.
- Lassen Sie nicht den Kopf nach vorne sinken. Ziehen Sie das Kinn zur Halswirbelsäule und den Hinterkopf nach oben zur Decke.
- Schieben Sie nicht die Schultern hoch zu den Ohren, sondern ziehen Sie diese bewusst nach unten in Richtung Gesäß.
- Achten Sie auf stabile Handgelenke. Wenn Sie ein Abknicken in den Handgelenken nicht vermeiden können, verwenden Sie ein Thera-Band® mit geringerem Widerstand.

Oberkörper. Behalten Sie die Spannung in Armen und Oberkörper bei, und lassen Sie das Thera-Band® niemals unkontrolliert zurückschnellen.
Führen Sie insgesamt 10 bis 20 Wiederholungen aus.
Vorsicht Gewohnheitstier! Schulen Sie Ihre Koordination, indem Sie auch einmal den anderen Fuß nach hinten aufstellen.

Schwierige Variation

Erhöhen Sie das Übungstempo oder verwenden Sie ein Thera-Band® mit stärkerem Widerstand. Zudem können Sie sich mit dem vorderen Fuß auf eine instabile Unterlage stellen. Dadurch erhöhen Sie die Trainingseffektivität, da auch die tiefer liegende Muskulatur zur Stabilisierung aktiv werden muss. Gleichzeitig trainieren Sie Ihr Gleichgewichtsgefühl.

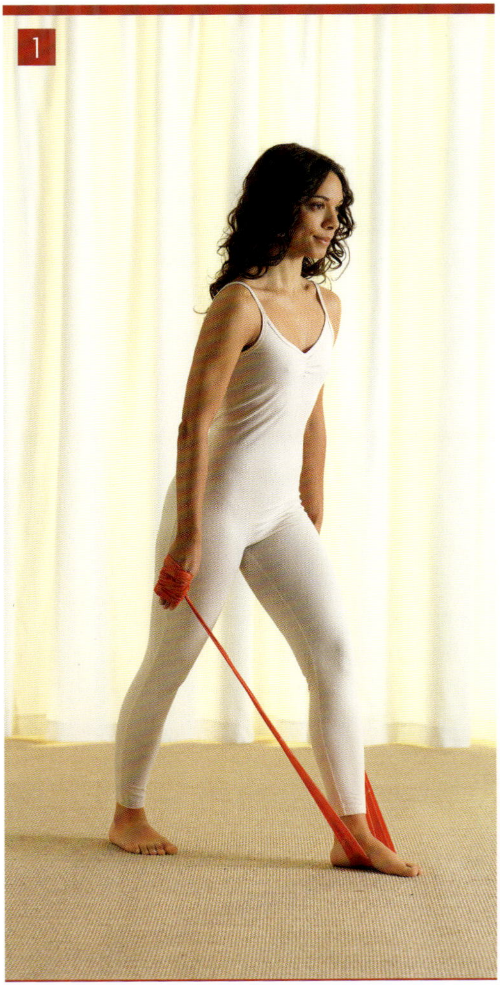

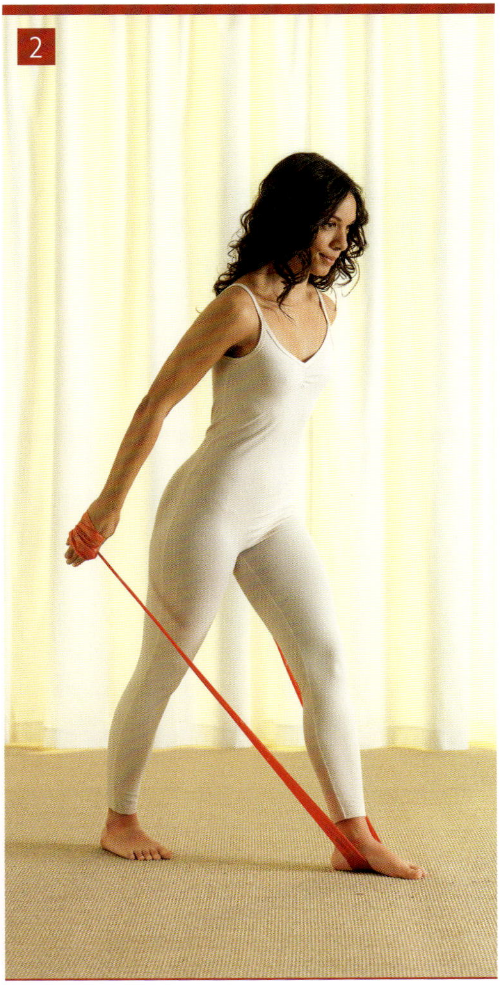

Starke Schultern

Mit dieser Übung trainieren Sie die Schultermuskulatur und auch den mittleren Anteil des Kapuzenmuskels, der größte unter den Nackenmuskeln. Er unterstützt Sie bei einer aufrechten Körperhaltung.

1 Stellen Sie sich schulterbreit und aufrecht hin. Verlagern Sie das Gewicht gleichmäßig auf beide Füße. Strecken Sie die Knie nicht ganz durch. Legen Sie das Band einmal der Länge nach zusammen und wickeln Sie die Enden jeweils um Ihre Hände oder halten Sie diese mit den Daumen fest. Fixieren Sie die Oberarme und Ellenbogen neben dem Oberkörper und winkeln Sie die Unterarme im rechten Winkel an. Das Band sollte mit beiden Händen schulterbreit gehalten bereits eine leichte Vorspannung aufweisen. Die Handinnenflächen zeigen zueinander und die Fingerspitzen nach vorne.

2 Drehen Sie mit der Ausatmung die Unterarme gegen den Widerstand des Übungsbandes so weit wie möglich nach hinten außen. Ziehen Sie gleichzeitig die Schulterblätter zueinander und in Richtung Gesäß. In der Endposition zeigen beide Handinnenflächen nach vorne und die Fingerspitzen jeweils nach rechts und links zur Seite. Führen Sie anschließend die Unterarme mit der Einatmung genauso langsam wieder zur Ausgangsposition zurück, wobei sich die Schulterblätter wieder voneinander entfernen. Machen Sie 10 bis 20 Wiederholungen.

Einfache Variation

Die Übung fühlt sich anfangs meist ungewohnt an. Üben Sie die korrekte Bewegungsausführung erst ohne Thera-Band. Haben Sie diese verinnerlicht, nehmen Sie das Thera-Band® dazu und führen die Übung zunächst einmal langsam durch.

Für eine optimale Wirkung

- Behalten Sie während der Übungsausführung die aufrechte Position bei. Weichen Sie nicht mit Ihrem Oberkörper nach vorne oder hinten aus. Spannen Sie Ihre Bauchmuskulatur leicht an, dann gelingt Ihnen dies leichter.
- Ziehen Sie bewusst die Schulterblätter in Richtung Gesäß und bleiben Sie im Nacken entspannt.
- Die Bewegung erfolgt im Schultergelenk.
- Arbeiten Sie mit Kraft, nicht mit Schwung!
- Achten Sie auf stabile Handgelenke. Knicken Sie Ihre Hände nicht zur Seite bzw. nach oben oder unten ab. Der Mittelfinger bildet eine verlängerte Linie zu Ihrem Unterarm.
- Die Oberarme bleiben während der gesamten Übungsausführung seitlich am Oberkörper fixiert.
- Strecken Sie die Knie nicht ganz durch, sondern lassen Sie diese immer leicht gebeugt.

Schwierige Variation

Stellen Sie sich auf eine instabile Unterlage. Je wackeliger der Untergrund, desto intensiver wird die Übung. Achten Sie trotz der Instabilität auf eine aufrechte Körperhaltung und lassen Sie die Knie leicht gebeugt.

Anstatt mit einer instabilen Unterlage können Sie die Übung auch einbeinig ausführen. Lockern Sie nach 10 Wiederholungen die Arme und wechseln Sie dann die Beinseite. Je kürzer Sie das Band greifen, umso schwieriger wird die Übung.

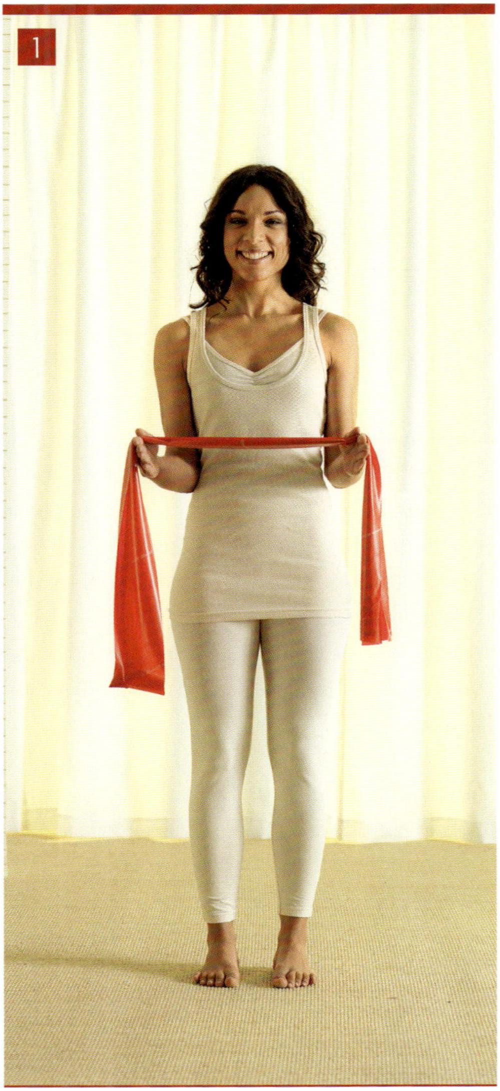

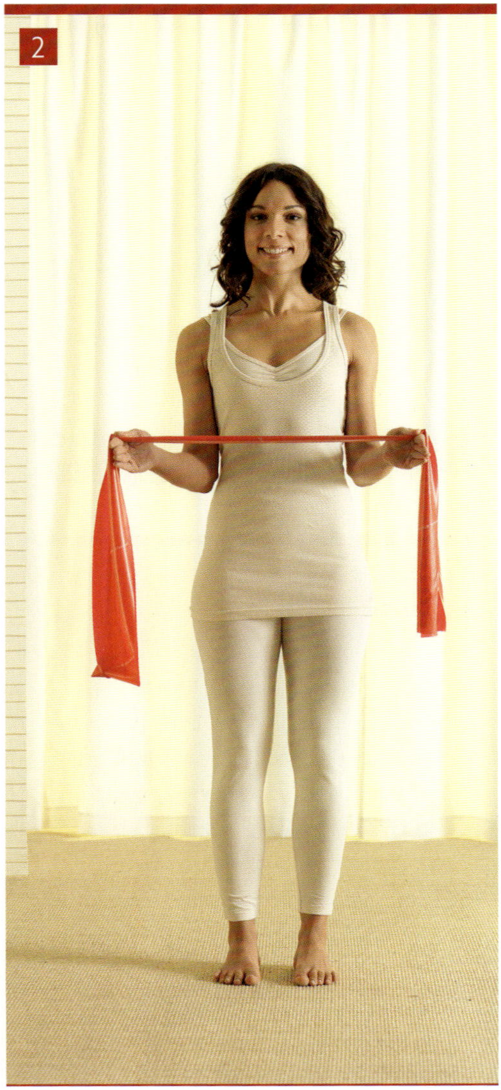

Aufrichten

Wenn Sie das Thera-Band® stets bei sich haben, können Sie diese Übung auch zwischendurch in Ihren Arbeitsalltag integrieren. Nutzen Sie z. B. die Mittags- oder Kaffeepause, um sich aus der einseitigen Arbeitshaltung zu befreien und die Schulterpartie zu lockern.

1 Setzen Sie sich aufrecht auf einen Stuhl. Stellen Sie die Füße hüftbreit auf. Die Knie befinden sich unterhalb der Hüfte und die Fersen senkrecht unter den Knien. Wickeln Sie die Bandenden jeweils um Ihre Hände und heben Sie die Arme schulterbreit und auf Schulterhöhe vor dem Oberkörper an. In dieser Position sollte das Thera-Band® bereits eine Vorspannung aufweisen. Die Arme sind parallel zum Boden lang ausgestreckt. Lassen Sie die Ellenbogen jedoch ganz leicht gebeugt. Die Handinnenflächen zeigen zum Boden, die Fingerspitzen nach vorne. Halten Sie das Band sanft auf Spannung und ziehen Sie die Schulterblätter zueinander und nach unten in Richtung Gesäß.

Für eine optimale Wirkung

- Bleiben Sie während der gesamten Bewegungsausführung aufrecht. Sinken Sie nicht ein: Ziehen Sie das Kinn zur Halswirbelsäule und den Hinterkopf nach oben zur Decke. Heben Sie das Brustbein nach vorne oben an und lassen Sie gleichzeitig beide Schulterblätter nach unten sinken.
- Spüren Sie während der Übungsausführung beide Steißbeinhöcker gleichermaßen auf der Sitzfläche.

2 Drehen Sie beim Ausatmen den aufgerichteten Oberkörper zur Seite. Die Arme folgen der Bewegung, der Abstand zwischen beiden Armen bleibt gleich. Das Becken bleibt dabei stabil und auch die Position der Beine verändert sich nicht.

3 Mit dem nächsten Einatmen heben Sie die Arme nach oben, neben den Kopf, an. Ziehen Sie gleichzeitig das Band etwas auseinander. Achten Sie darauf, die Schulterblätter bewusst zueinander und in Richtung Gesäß zu ziehen. Nutzen Sie hierfür den Widerstand des Thera-Bandes®.

4 Drehen Sie sich mit dem Ausatmen und mit angehobenen Armen wieder zurück zur Mitte. Senken Sie mit dem Einatmen die Arme wieder nach vorne auf Schulterhöhe ab. Spüren Sie der Bewegungsfolge kurz nach und lassen Sie die Schultern schwer nach unten sinken.
Wiederholen Sie die Übungsfolge nun zur anderen Seite. Führen Sie je Seite 5 bis 10 Wiederholungen durch.

Schwierige Variation

Setzen Sie sich auf eine instabile Unterlage, wie zum Beispiel ein Ballkissen oder einen Gymnastikball. Das macht diese Übung zu einer sensomotorischen Trainingseinheit und fordert Ihre Körperstabilität heraus.
Intensivieren Sie dies, indem Sie zusätzlich auch beide Füße auf eine instabile Unterlage stellen.

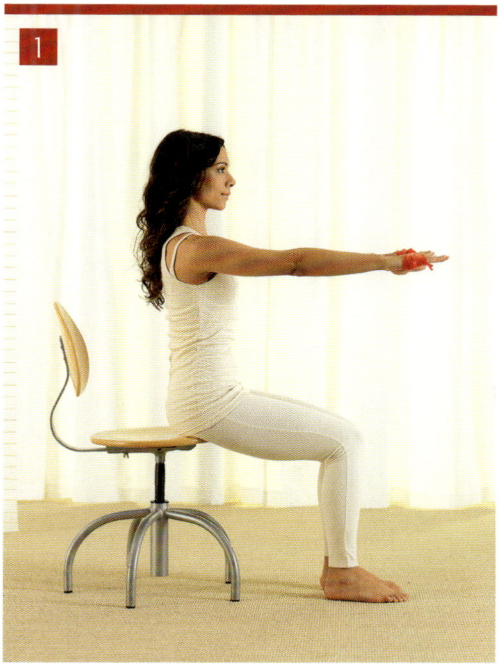
1

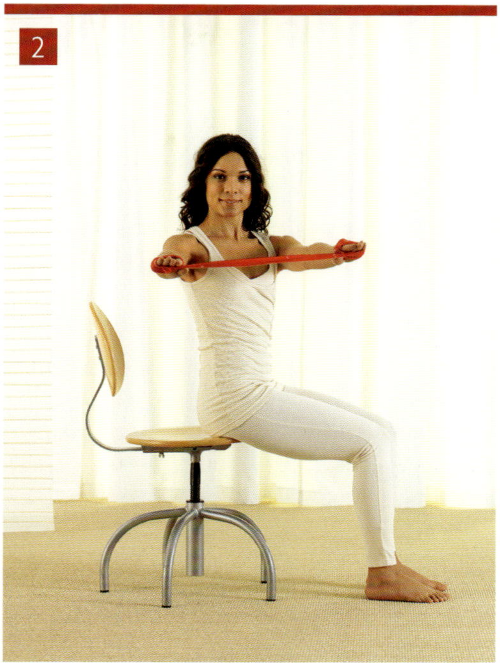
2

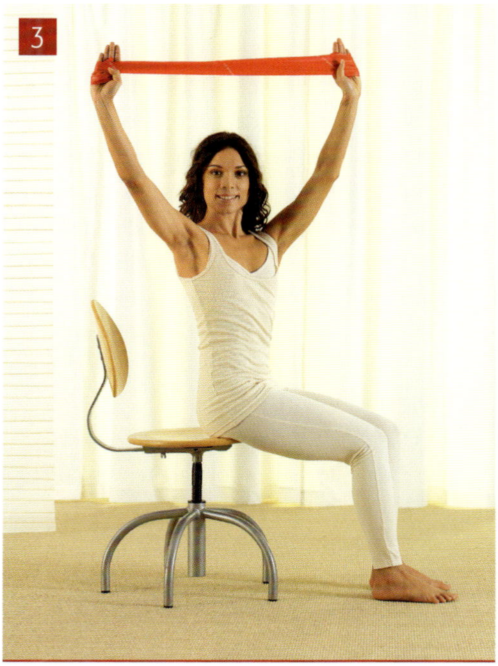
3

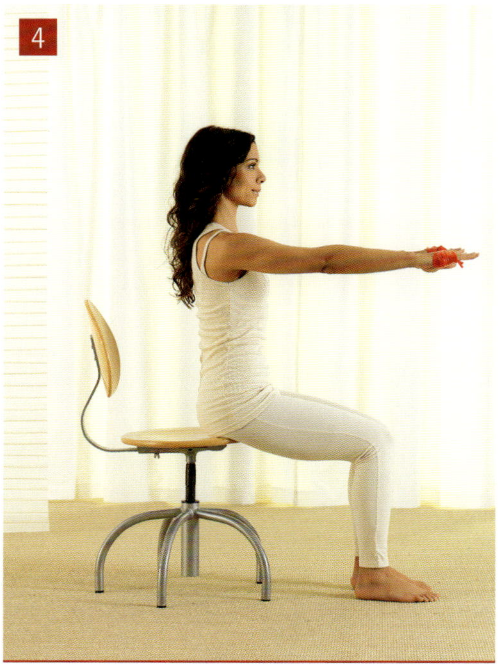
4

Übungen für den Nacken

Ein Training der Nackenmuskulatur ist wichtig und schützt Ihre Halswirbelsäule vor Abnutzungserscheinungen. Verwenden Sie für diese Übungen ein gelbes Thera-Band® bzw. ein Band mit niedrigerem Widerstand. Sollten Sie jedoch unter sehr starken und schmerzhaften Verspannungen im Nackenbereich leiden, empfehle ich Ihnen, sich erst einmal mehr auf die Übungen zur Entlastung von Schulter und Nacken ab Seite 66 beziehungsweise auf die sanfte Dehnung ab Seite 78 zu konzentrieren.

Seitneigen

Mit folgender Übung kräftigen Sie die seitliche Halsmuskulatur für die Balance Ihres Kopfes auf der Halswirbelsäule. Setzen Sie ein Kopftuch oder ein breites Stirnband auf, falls Sie die Fixierung des Thera-Bandes® direkt am Kopf als unangenehm empfinden.

Für eine optimale Wirkung

- Führen Sie die Seitneigung des Kopfes aus der Halswirbelsäule heraus aus. Halten Sie Ihre Schultern während der Übungsausführung stabil.
- Ziehen Sie beide Schulterblätter bewusst in Richtung Gesäß und bleiben Sie mit dem gesamten Oberkörper aufgerichtet.

1 Setzen Sie sich aufrecht auf einen Stuhl. Positionieren Sie die Füße hüftbreit und die Knie senkrecht über den Fersen. Die Knie sollten sich tiefer als die Hüfte befinden. Legen Sie die Mitte des Bandes breitflächig um den Handrücken einer Hand und halten Sie die Bandenden mit der anderen Hand, sodass sich eine etwa schulterbreite Schlaufe bildet. Legen Sie die Handinnenfläche mit dem Band seitlich oberhalb des Ohres an den Kopf. Die Fingerspitzen zeigen hierbei nach oben zur Decke. Das Band führt nun um den Hinterkopf und um die Stirn herum zur anderen Seite. Fixieren Sie es hier mit der anderen Hand auf gleicher Höhe. Ziehen Sie das Kinn zur Halswirbelsäule und den Hinterkopf nach oben zur Decke.

2 Neigen Sie nun den Kopf gegen den Widerstand des Bandes langsam zur Seite. Dabei nähert sich das Ohr Ihrer Schulter. Ihr Blick bleibt weiterhin gerade nach vorn gerichtet. Führen Sie den Kopf genauso langsam und kontrolliert wieder zurück in die Ausgangsposition. Wiederholen Sie diese Übung 10- bis 20-mal und wechseln Sie anschließend die Seite.

Schwierige Variation

Setzen Sie sich auf einen Gymnastikball oder führen Sie die Übung im hüftbreiten Stand auf einer instabilen Unterlage durch. Dadurch aktivieren Sie die Tiefenmuskulatur und steigern die Intensität der Übung.
Schließen Sie die Augen, um die Bewegung bewusster wahrzunehmen.

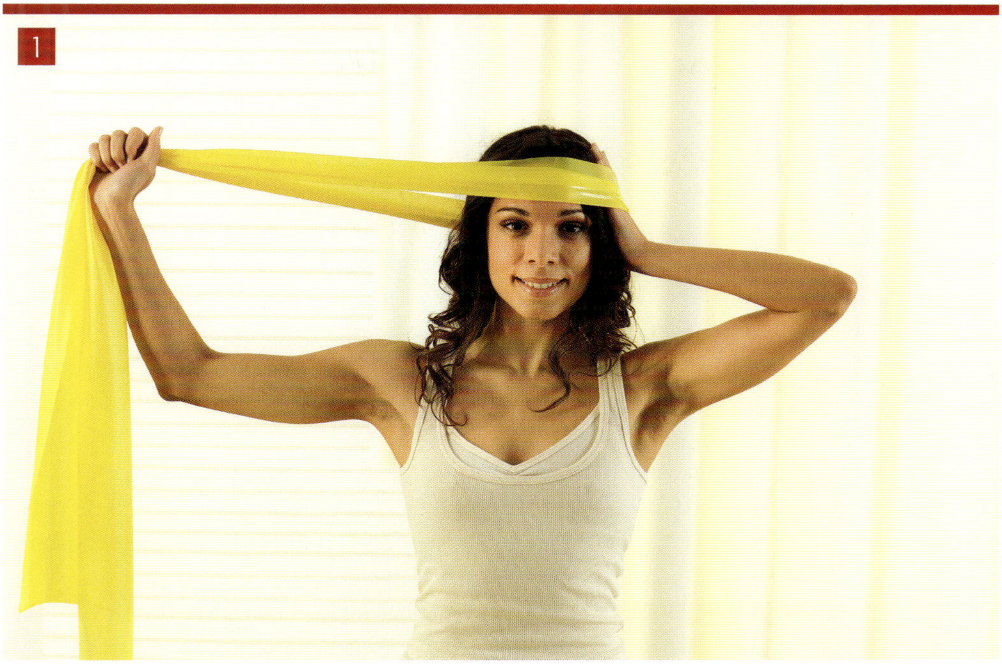
1

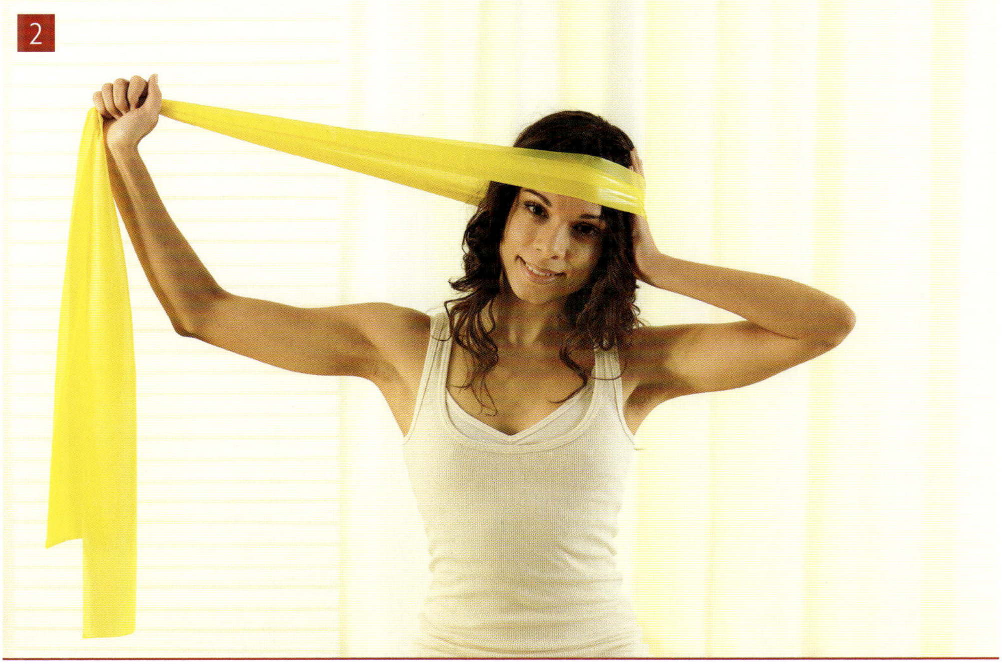
2

Ohren spitzen

Die Übung verbessert die Wahrnehmung und Koordination Ihrer seitlichen Halsmuskulatur und kräftigt diese zugleich. Die Bewegung erinnert an einen indischen Tanz, bei dem der Kopf im Takt der Musik zwischen den angehobenen Armen nach rechts und links geschoben wird. Probieren Sie die Übung erst einmal ohne Thera-Band® aus. Sie werden feststellen, dass diese Bewegung anfangs gar nicht so einfach auszuführen ist.

1 Setzen Sie sich aufrecht auf einen Stuhl. Positionieren Sie die Füße hüftbreit und die Knie senkrecht über den Fersen. Die Knie sollten sich tiefer als die Hüfte befinden. Legen Sie die Handinnenfläche mit der Mitte des Bandes seitlich an den Kopf. Die Fingerspitzen zeigen hierbei nach oben zur Decke. Das Band führt nun um den Hinterkopf und um die Stirn herum zur anderen Seite. Fixieren Sie es hier mit der anderen Hand auf gleicher Höhe. Ziehen Sie das Kinn zur Halswirbelsäule und den Hinterkopf nach oben zur Decke.

2 Schieben Sie nun das linke Ohr langsam gegen den Widerstand des Bandes zur rechten Seite. Ihr Kinn bleibt dabei auf gleicher Höhe, als würde es auf einem Tisch aufliegen. Halten Sie diese Spannung kurz und bringen Sie den Kopf wieder langsam in die Ausgangsposition zurück.
Wiederholen Sie diese Übung 10- bis 20-mal und wechseln Sie anschließend zur anderen Seite.

Für eine optimale Wirkung

- Ziehen Sie beide Schulterblätter aktiv zum Gesäß und bleiben Sie mit dem gesamten Oberkörper aufgerichtet. Es bewegt sich wirklich nur Ihr Kopf.
- Lassen Sie die Nackenmuskulatur ganz entspannt.
- Stellen Sie sich vor, Sie schieben das Ohr zur Seite, um jemandem besser lauschen zu können.
- Achten Sie darauf, das Kinn zur Halswirbelsäule zu ziehen. Machen Sie keinen »Geierhals« indem Sie das Kinn nach vorne schieben.
- Beißen Sie nicht die Zähne zusammen, sondern lassen Sie den Kiefer ganz entspannt.

Einfache Variation

Halten Sie die Endposition 10 bis 20 Sekunden und kehren Sie erst dann wieder in die Ausgangsposition zurück. Wenn Sie sich stark fühlen, führen Sie noch 2 weitere Wiederholungen aus. Führen Sie die Übung zu beiden Seiten gleichermaßen aus. Atmen Sie während der statischen Haltung gleichmäßig weiter.

Schwierige Variation

Setzen Sie sich auf einen Gymnastikball oder führen Sie die Übung im hüftbreiten Stand auf einer instabilen Unterlage aus. Dadurch erhöhen Sie den Arbeitseinsatz Ihrer Muskulatur und kräftigen auch die gelenknahen Muskeln. Schließen Sie die Augen, um die Bewegung bewusster wahrzunehmen.

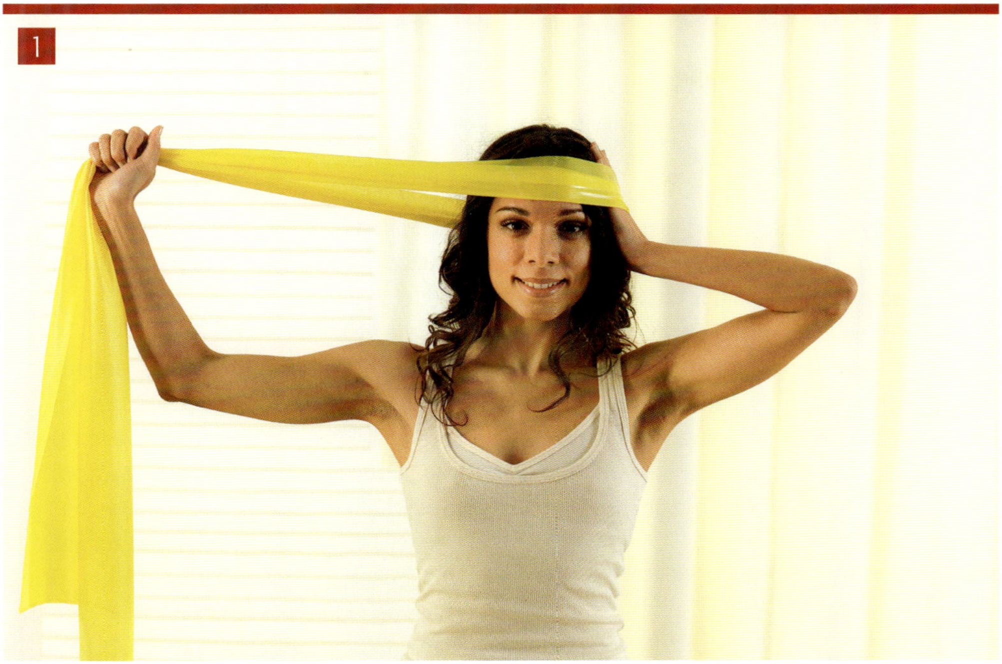
1

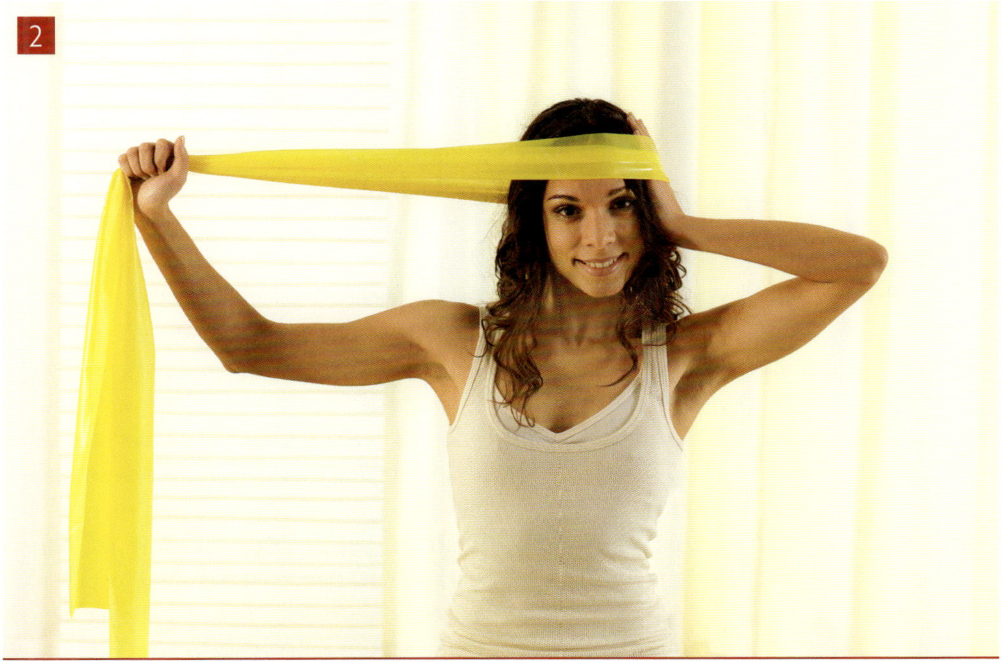
2

Statischer Zug

Mit dieser Übung kräftigen Sie die vordere Halsmuskulatur, die bei vielen Menschen geschwächt ist.

1 Wickeln Sie die Mitte des Bandes einmal breitflächig um eine Stuhllehne herum. Setzen Sie sich aufrecht auf den Stuhl. Positionieren Sie die Füße hüftbreit und die Knie senkrecht über den Fersen. Die Knie sollten tiefer als die Hüften positioniert sein. Greifen Sie die Bandenden und ziehen Sie diese vor Ihren Oberkörper. Wickeln Sie die Enden mehrmals um Ihre Hände und führen Sie diese an Ihre Stirn.

Für eine optimale Wirkung

- Führen Sie die Bewegung des Kopfes aus der Halswirbelsäule heraus aus. Halten Sie Ihre Schultern während der Übungsausführung stabil und entspannt.
- Die Höhe der Kinnposition bleibt immer gleich. Stellen Sie sich vor, Sie schieben das Kinn über eine Tischplatte nach vorn.
- Ziehen Sie beide Schulterblätter bewusst in Richtung Gesäß und bleiben Sie mit dem gesamten Oberkörper aufgerichtet.
- Atmen Sie gleichmäßig weiter.
- Schließen Sie die Augen, um die Bewegungsausführung besser wahrnehmen zu können.

Die Handinnenflächen zeigen nach vorne, die Finger liegen gekreuzt übereinander. Das Band sollte hier eine leichte Vorspannung aufweisen. Richten Sie die Ellenbogen zur Seite aus, sodass sich beide Ellenbogen auf gleicher Höhe befinden und nach rechts und links außen zeigen. Ziehen Sie das Kinn zur Halswirbelsäule, den Hinterkopf nach oben zur Decke und die Schulterblätter in Richtung Gesäß.

2 Schieben Sie nun das Kinn langsam gegen den Widerstand des Thera-Bandes® nach vorne, so als würde es auf einer geraden Tischfläche aufliegen. Ihr Oberkörper bewegt sich dabei nicht mit und Ihre Sitzbeinhöcker behalten jeweils den gleichen Kontakt zur Sitzfläche. Halten Sie diese Spannung 5 bis 10 Sekunden und führen Sie das Kinn dann genauso langsam und kontrolliert wieder zurück zur Halswirbelsäule in die Ausgangsposition.
Blicken Sie während der Übungsausführung gerade nach vorne.
Führen Sie diese Übung 10-mal aus.

Einfache Variation

Führen Sie die Übung ohne Thera-Band® aus. Legen Sie hierfür die Hände wie beschrieben mit übereinander gekreuzten Fingern an die Stirn. Die Handinnenflächen zeigen nach vorne und die Ellenbogen rechts und links zur Seite. Schieben Sie nun Kinn und Stirn nach vorne, während Ihre Hände dem Druck der Stirn sanften Widerstand leisten. Halten Sie diese Spannung 5 bis 10 Sekunden und lösen Sie den Druck anschließend langsam wieder. Wiederholen Sie die Übung 10-mal. Die Ellenbogen zeigen während der Übungsausführung immer zur Seite nach außen.

Schwierige Variation

Senken Sie die Stirn gegen den Widerstand des Thera-Bandes® langsam nach vorne. Ihr Blick geht dabei in Richtung Boden. Halten Sie diese Spannung 5 bis 10 Sekunden und führen Sie die Stirn dann langsam wieder zurück in die Ausgangsposition. Der Oberkörper bleibt während der Bewegung stabil. Führen Sie 10 Wiederholungen aus.

Trainieren Sie zusätzlich sensomotorisch: Setzen Sie sich auf einen Gymnastikball oder führen Sie die Übung im hüftbreiten Stand auf einer instabilen Unterlage, wie z. B. dem AIREX® Balance Pad oder SISSEL® Balanced Board, durch. Dadurch aktivieren Sie die Tiefenmuskulatur und verbessern Ihr Koordinations- und Gleichgewichtsvermögen zugleich.

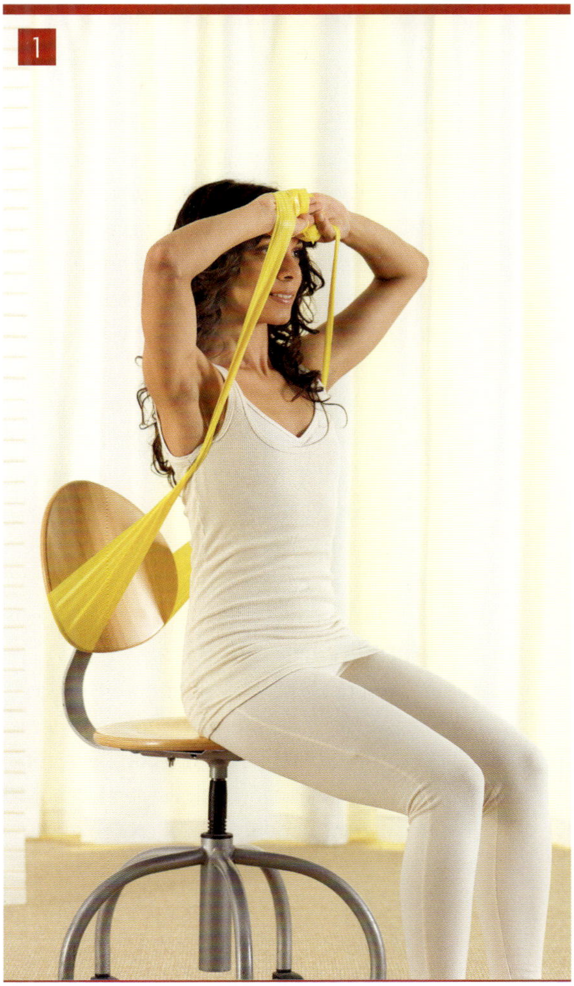

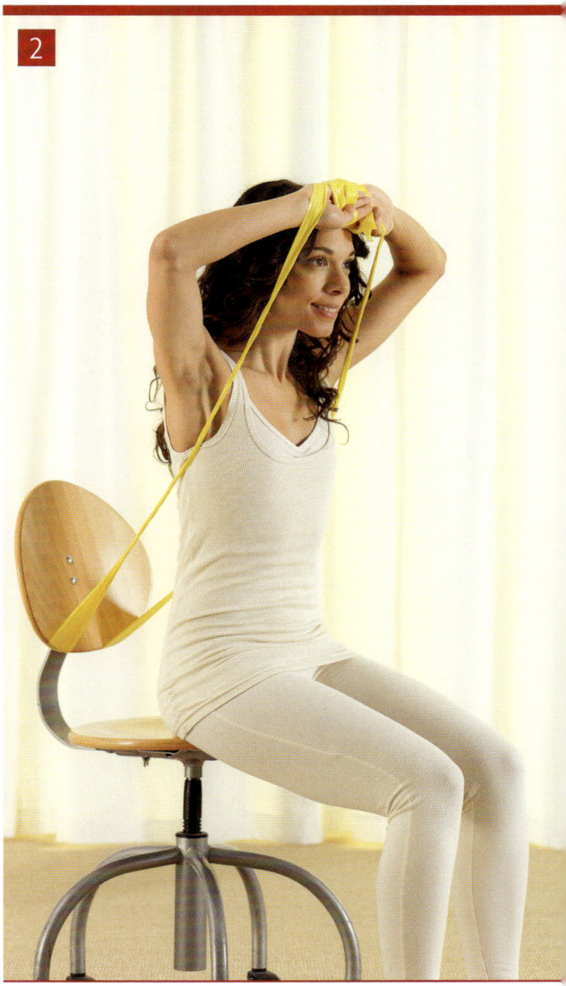

Nicken

Diese Übung regt die Durchblutung der kleinen Muskeln entlang der Halswirbelsäule an und kräftigt außerdem die Halsmuskulatur. Führen Sie die Übung langsam und konzentriert aus. Spüren Sie bewusst, welche zusätzliche Kraft Ihre Halsmuskulatur aufwenden muss, um den Kopf gegen den Widerstand des Thera-Bandes® wieder aufzurichten.

1 Setzen Sie sich aufrecht auf die vordere Kante eines Stuhles. Positionieren Sie die Füße hüftbreit und die Knie senkrecht über den Fersen. Die Knie sollten tiefer als die Hüften positioniert sein. Legen Sie die Mitte des Bandes breitflächig um Ihre Handrücken. Fixieren Sie das Band jeweils zwischen Daumen und Zeigefinger. Legen Sie die Hände mit dem fixierten Übungsband an Ihren Hinterkopf. Neigen Sie sich mit dem Oberkörper gerade nach vorne, um die Bandenden jeweils unter den Füßen zu fixieren. Wenn Sie sich nun wieder gerade aufrichten, sollte das Thera-Band® gut gespannt sein. Die Handinnenflächen stützen den Hinterkopf, und das Thera-Band® verläuft von hier aus über die Handrücken, rechts und links neben dem Oberkörper und den Beinen hin zu den Füßen.

Für eine optimale Wirkung

- Bleiben Sie mit dem Oberkörper während der Übungsausführung aufrecht und stabil. Die Schultern ziehen in Richtung Gesäß, damit der Nacken lang bleibt.
- Die Ellenbogen zeigen während der gesamten Bewegungsfolge jeweils nach rechts und links außen.
- Nehmen Sie die Bewegung in Ihrer Halswirbelsäule wahr.
- Beißen Sie nicht die Zähne zusammen, sondern lassen Sie die Kiefermuskulatur ganz entspannt.
- Atmen Sie während der Übung gleichmäßig.

2 Ziehen Sie das Kinn zur Halswirbelsäule und senken Sie es aus dieser Position heraus langsam in Richtung Brustbein. Ihre Halswirbelsäule wird dabei hinten sanft in die Länge gezogen. Heben Sie den Kopf langsam wieder an und achten Sie darauf, dass das Kinn wieder nach hinten zur Halswirbelsäule und der Hinterkopf nach oben zur Decke zieht.
Führen Sie 10 Wiederholungen dieser langsamen Nickbewegungen aus. Neigen Sie sich nach Übungsende mit dem Oberkörper gerade nach vorne, um die unter den Füßen fixierten Enden des Thera-Bandes® wieder vorsichtig zu lösen.

Schwierige Variation

Wenn Sie in der Übungsausführung sicher sind, können Sie das Tempo etwas erhöhen, indem Sie 10 kleine und schnelle nickende Bewegungen ausführen. Dabei richten Sie den Kopf nicht wieder ganz auf, sondern lassen diesen leicht nach vorn gebeugt, als würden Sie einem kleinen Hund oder einer kleinen Katze zunicken, die vor Ihnen auf dem Boden sitzt. Atmen Sie währenddessen gleichmäßig weiter.

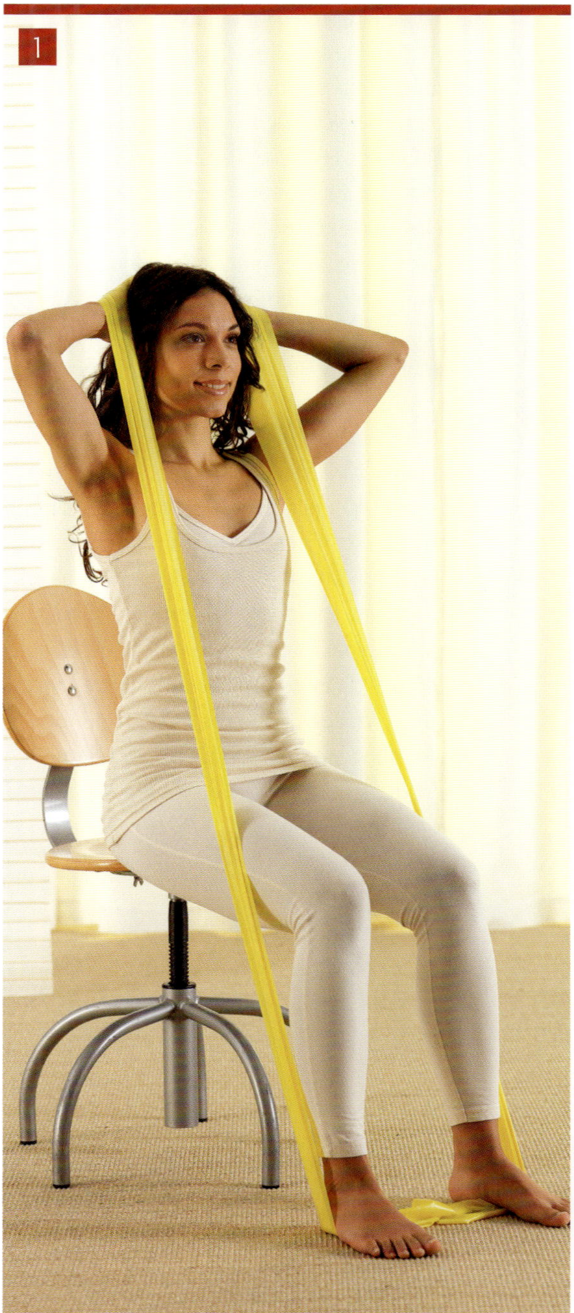
1

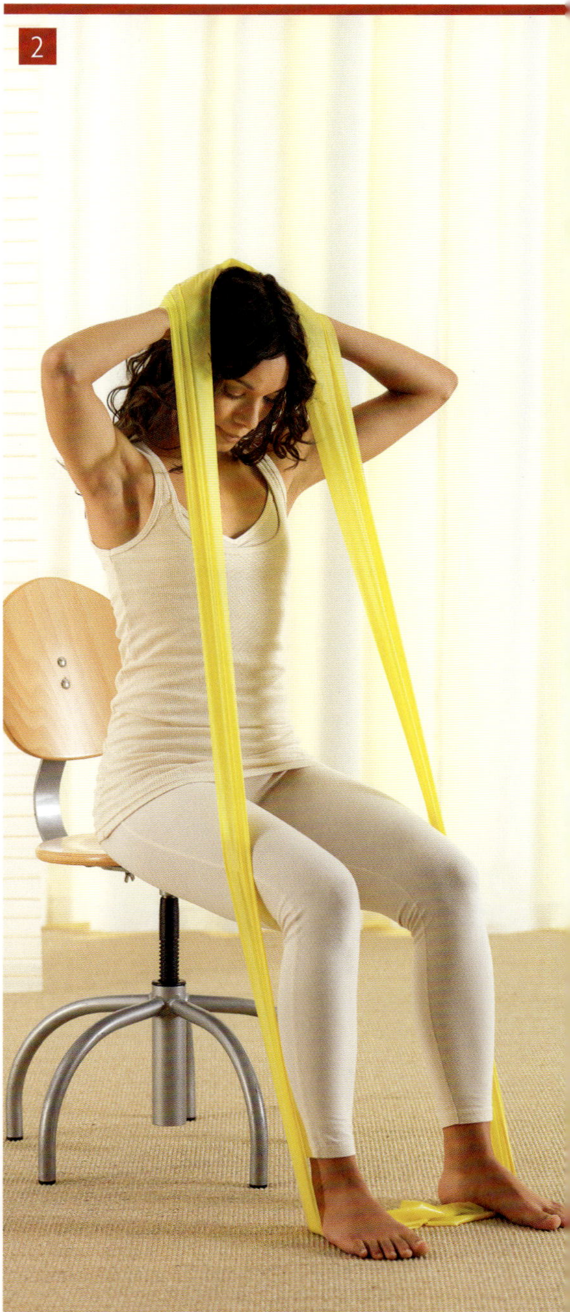
2

Doppelkinn

Arbeiten Sie viel am Computer oder mit vorgeneigtem Kopf? Dann ist diese Übung genau richtig für Sie. Sie kräftigt nicht nur die hintere Halsmuskulatur, sondern wirkt auch entspannend und krampflösend. Nehmen Sie sich in der Mittags- oder Kaffepause einige Minuten Zeit für diese Übung, um anschließend wieder frisch und vitalisiert an die Arbeit zu gehen.

1 Setzen Sie sich aufrecht auf einen Stuhl. Positionieren Sie die Füße hüftbreit und die Knie senkrecht über den Fersen. Die Knie sollten tiefer als die Hüften positioniert sein. Legen Sie die Mitte des Bandes breitflächig um Ihren Hinterkopf und halten Sie die Bandenden mit beiden Händen schulterbreit auf Höhe des Hinterkopfes. Lassen Sie den Rest der Bandenden einfach herunterhängen oder wickeln Sie die Enden jeweils komplett um die Hände. Die Unterarme bilden gemeinsam mit den Oberarmen einen offenen Winkel und die Ellenbogen zeigen nach rechts und links außen.

Für eine optimale Wirkung

- Wenn Sie das Thera-Band® während der Übungsausführung an Ihren Haaren stört, können Sie ein Kopftuch oder ein breites Stirnband aufsetzen.
- Der Kopf befindet sich immer mittig zwischen beiden Schultern.
- Beißen Sie nicht die Zähne zusammen, sondern lassen Sie den Kiefer ganz locker.
- Bleiben Sie mit Ihrem Oberkörper aufrecht sitzen. Die Schulterblätter ziehen in Richtung Gesäß.
- Führen Sie die Übung mit geschlossenen Augen durch, um die Wahrnehmung zu steigern.
- Sie können die Übung genauso im hüftbreiten Stand ausführen.

2 Schieben Sie nun den Hinterkopf langsam gegen den Widerstand des Thera-Bandes® nach hinten und anschließend nach oben, als wollten Sie sich größer machen. Dadurch wird der Nacken lang. Die Höhe der Kinnposition bleibt immer gleich. Bewegen Sie den Kopf genauso langsam wieder zurück in die Ausgangsposition. Führen Sie 10 langsame Wiederholungen aus. Atmen Sie mit der Anspannung aus und mit der Entspannung ein. Lockern Sie anschließend Ihre Arme und Schultern aus und führen Sie einen weiteren Durchgang der Übung aus.

Einfache Variation

Wenn Sie Probleme haben, beide Arme zur Seite angehoben zu halten, können Sie die Übung auch mithilfe eines Ballkissens oder einer zusammengerollten Matte ausführen. Stellen Sie sich aufrecht mit dem Rücken an eine Wand und positionieren Sie zwischen Wand und Kopf das Ballkissen bzw. die zusammengerollte Matte. Schieben Sie nun den Hinterkopf gerade nach hinten in das Ballkissen oder in die zusammengerollte Matte. Bewegen Sie den Kopf langsam wieder zurück in die Ausgangsposition. Wiederholen Sie dies 10-mal.

Ebenso können Sie die Übung ganz ohne Equipment ausführen. Legen Sie Ihre Hände an den Hinterkopf. Die Ellenbogen zeigen jeweils nach rechts und links außen. Drücken Sie nun den Hinterkopf sanft gegen die Hände, die dem Druck standhalten, und lösen Sie den Druck anschließend langsam wieder. Wiederholen Sie dies 10-mal.

Schwierige Variation

Führen Sie die Übung sitzend oder hüftbreit stehend auf einer instabilen Unterlage aus. Erhöhen Sie den Widerstand, indem Sie das Band einmal zusammenlegen. Wenn Sie zudem die Augen schließen, erhöhen Sie die Anforderung an Ihre Gleichgewichtsfähigkeit. Achten Sie aber auf eine richtige Übungsausführung.

1

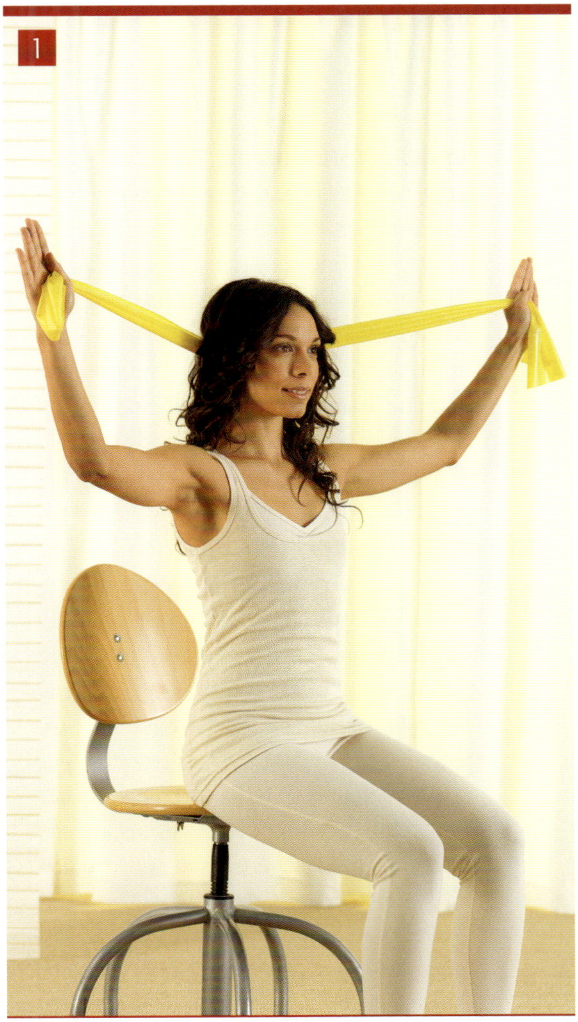

2

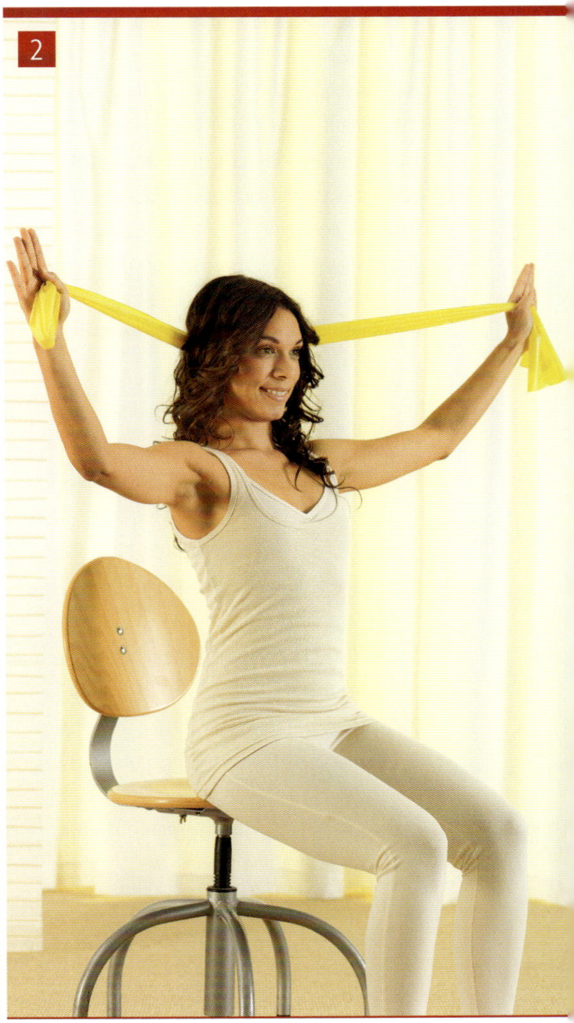

Schulterkreisen

Lösen Sie Spannungen in der Schulter und kräftigen Sie die Nackenmuskulatur zugleich. Zusätzlich wird ein großer Teil der Schultermuskulatur gedehnt. Diese Übung können Sie ganz individuell an Ihre Bedürfnisse anpassen.

1 Stellen Sie sich aufrecht und schulterbreit hin. Setzen Sie einen Fuß auf beide Enden des Thera-Bandes® und legen Sie die Mitte des Bandes über die gegenüberliegende Schulter. Das Band verläuft nun von den Füßen am Boden fixiert an Ihrer Körpervorder- und rückseite diagonal hoch zur Schulter. An dieser sollten Sie nun einen leichten Zug durch die Spannung des Übungsbandes spüren.

Für eine optimale Wirkung

- Atmen Sie während der Übungsausführung gleichmäßig weiter.
- Ihr Körpergewicht bleibt auf beiden Beinen gleichermaßen verteilt.
- Strecken Sie die Knie nicht ganz durch, sondern lassen Sie diese leicht gebeugt.
- Weichen Sie mit dem Oberkörper nicht nach hinten, vorne oder zur Seite aus.
- Halten Sie den Kopf mittig zwischen beiden Schultern.
- Lassen Sie die unbeteiligte Schulter entspannt nach hinten und unten sinken.

2 Kreisen Sie nun die Schulter gegen den Widerstand des Thera-Bandes® langsam nach oben und hinten. Nehmen Sie die Bewegung in Ihrem Schultergelenk wahr. Führen Sie 5 bis 10 Kreisbewegungen aus und wechseln Sie anschließend die Richtung. Wiederholen Sie diesen Wechsel 2-mal, bevor Sie die Übung auch mit der anderen Schulter ausführen. Lassen Sie sich nicht von der Position des Thera-Bandes® irritieren. Konzentrieren Sie sich auf den Widerstand und die Zugkraft des Bandes an Ihrer Schulter.

Einfache Variation

Heben Sie die Schulter langsam gegen den Widerstand des Thera-Bandes® nach oben in Richtung Ohr und senken Sie diese genauso langsam wieder nach unten. Führen Sie 10 Wiederholungen aus und wechseln Sie anschließend die Seite. Lösen Sie dann das Band und spüren Sie der Übung nach.

Schwierige Variation

Heben Sie die Schulter gegen den Widerstand des Thera-Bandes® nach oben zum Ohr und halten Sie diese Position. Neigen Sie dann den Kopf zu dieser Schulter. Senken Sie anschließend die Schulter langsam wieder nach unten und richten Sie erst dann den Kopf wieder auf. Spüren Sie dem Auseinanderfließen der Nackenpartie dieser Seite nach. Führen Sie 5 bis 10 Wiederholungen durch. Nehmen Sie den Unterschied zwischen der bereits trainierten und der noch untrainierten Seite wahr. Wechseln Sie anschließend zur anderen Seite. Führen Sie die Übung langsam aus und spüren Sie, wie sich der Nacken in der jeweiligen Übungsposition anfühlt.

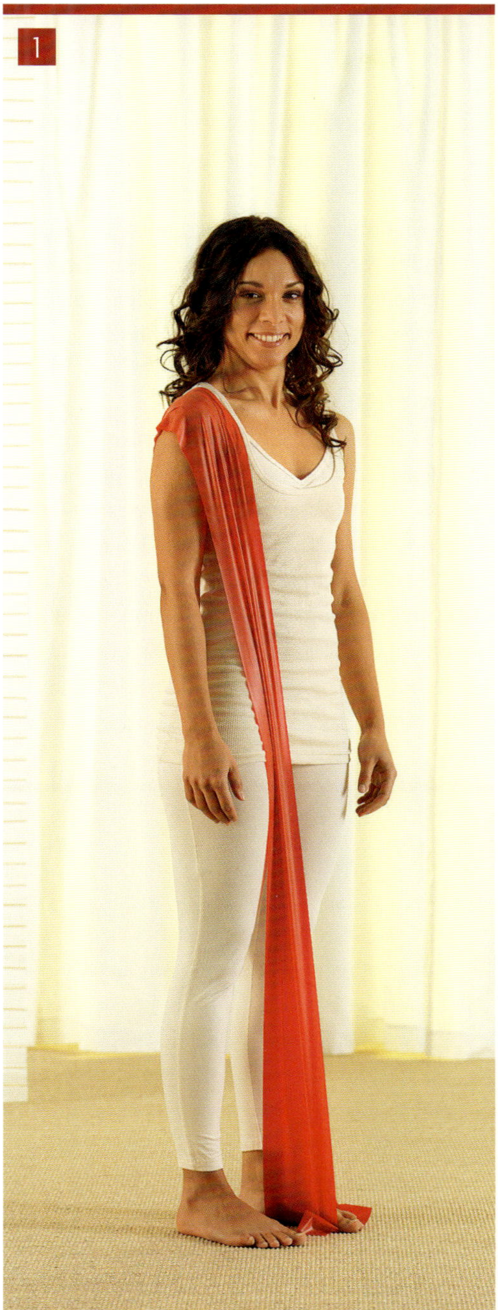
1

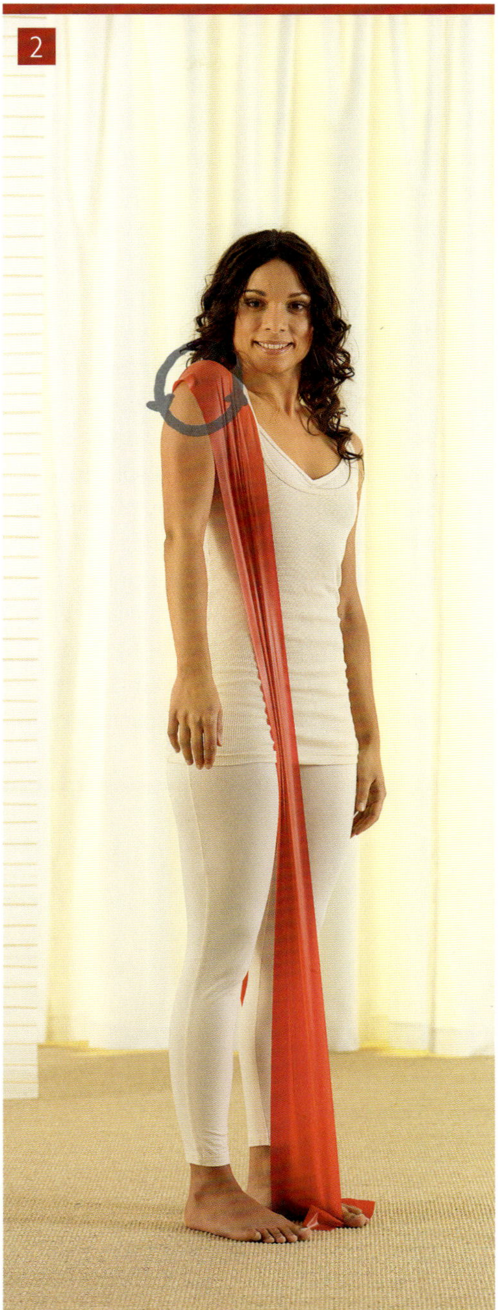
2

Kopf-Drehung

Erhalten Sie die Beweglichkeit Ihrer Kopfgelenke und kräftigen Sie zugleich die Muskeln der Halswirbelsäule. Diese Übung können Sie auch mehrmals täglich zur Lockerung und Mobilisierung für Zwischendurch ohne Thera-Band® ausführen.

1 Setzen Sie sich aufrecht auf einen Stuhl. Positionieren Sie die Füße hüftbreit und die Knie senkrecht über den Fersen. Die Knie sollten tiefer als die Hüften positioniert sein. Legen Sie die Mitte des Bandes um Ihren Hinterkopf und kreuzen Sie es einmal vor der Stirn. Wickeln Sie die Bandenden jeweils um die Hände und heben Sie die Arme seitlich auf Schulterhöhe an. Die Unterarme bilden mit den Oberarmen einen rechten Winkel, und beide Ellenbogen zeigen nach rechts und links außen. Das Band sollte auf beiden Seiten gleichmäßig gespannt sein.

2 Schieben Sie das Kinn sanft nach hinten zur Halswirbelsäule und den Hinterkopf nach oben zur Decke. Atmen Sie aus und drehen Sie dann den Kopf langsam gegen den Widerstand des Thera-Bandes® zur Seite. Das Kinn bleibt dabei auf gleicher Höhe. Drehen Sie den Kopf mit dem Einatmen genauso langsam wieder zurück in die Ausgangsposition und mit dem nächsten Ausatmen zur anderen Seite. Wiederholen Sie diese Drehbewegung 10-mal je Seite.

Schwierige Variation

Setzen Sie sich auf einen Gymnastikball oder legen Sie ein Ballkissen auf die Sitzfläche des Stuhls. Das macht eine sensomotorische Trainingsvariante aus dieser Übung. Genauso können Sie diese Übung im hüftbreiten Stand auf einer instabilen Unterlage ausführen. Dadurch trainieren Sie auch die gelenknahe und stabilisierende Muskulatur sowie Ihren Gleichgewichtssinn.

Für eine optimale Wirkung

- Atmen Sie in der Drehbewegung zur Seite aus und mit der Drehung zurück in die Ausgangsposition ein. Wenn Sie Atmung und Bewegung noch nicht so gut koordinieren können, atmen Sie einfach gleichmäßig weiter.
- Drehen Sie Ihre Schultern nicht mit. Die Bewegung findet ausschließlich in der Halswirbelsäule statt.
- Behalten Sie eine aufrechte und stabile Körperposition bei. Sinken Sie nicht mit dem Brustkorb ein, sondern heben Sie das Brustbein nach vorne oben an.
- Ziehen Sie beide Schulterblätter nach unten in Richtung Gesäß.
- Verspannen Sie nicht im Nackenbereich wegen der angehobenen Armhaltung. Versuchen Sie, den Nacken bewusst zu entspannen.
- Wenn Sie das Thera-Band® an Ihren Haaren stört, können Sie ein Kopftuch oder ein breites Stirnband aufsetzen.

1

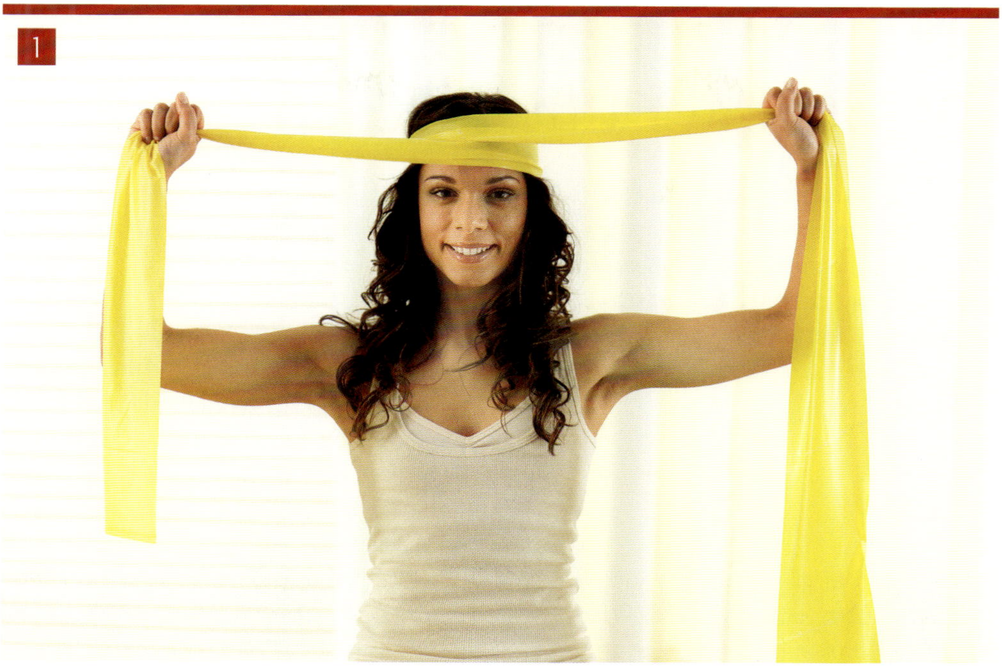

2

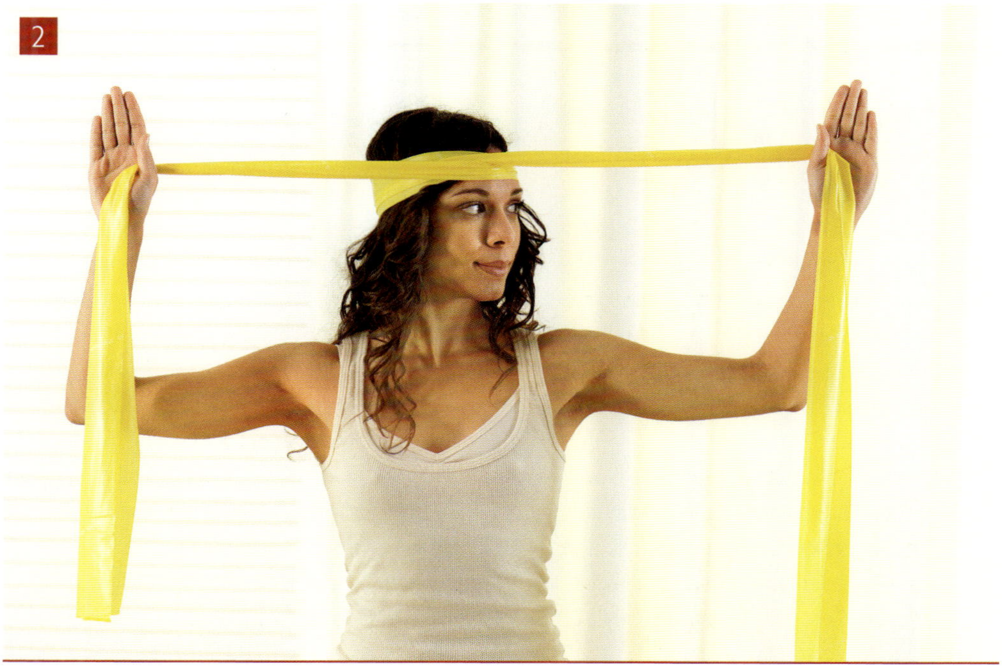

Übungen zur Entlastung von Schulter und Nacken

Verspannte Muskulatur ist ein Zeichen dafür, dass ein oder mehrere Muskeln ständig aktiv, also unter Spannung sind, weil andere Muskeln aufgrund mangelnden Trainings zu schwach geworden sind. Entlasten Sie Ihren Schulter- und Nackenbereich durch gezielte Kräftigung wichtiger Muskelgruppen.

Lat-Zug

Diese Übung kräftigt Ihre gesamte Rückenmuskulatur. Zusätzlich verbessern Sie dieWahrnehmung Ihrer Schulterblattorganisation. Wenn Sie diese Übung regelmäßig ausführen, werden Sie schnell die positive Wirkung auf Ihre Körperhaltung spüren.

1 Stellen Sie sich aufrecht hin, die Füße stehen etwas weiter als schulterbreit. Die Knie bleiben leicht gebeugt und zeigen wie die Füße leicht nach rechts und links außen. Legen Sie das Thera-Band® einmal der Länge nach zusammen und greifen Sie es mit den Händen jeweils an den Enden. Heben Sie die Arme über den Kopf und ziehen Sie gleichzeitig die Schulterblätter in Richtung Gesäß, damit der Nacken lang und entspannt bleibt. Die Hände sind weiter als

Für eine optimale Wirkung

- Neigen Sie nicht den Kopf nach vorne, sondern ziehen Sie das Kinn zur Halswirbelsäule und den Hinterkopf nach oben.
- Behalten Sie eine aufrechte und stabile Körperposition bei.
- Ziehen Sie beide Schulterblätter in Richtung Gesäß und das Steißbein sanft zu den Kniekehlen.
- Konzentrieren Sie sich auf die Bewegung Ihrer Schulterblätter. Diese sollten sich mit dem Absenken und Auseinanderziehen der Arme zueinander und nach unten in Richtung Gesäß bewegen.
- Beachten Sie: Nicht die Hände ziehen nach rechts und links außen, sondern die Ellenbogen nähern sich der Taille an.
- Meist ist ein Arm stärker, wodurch dieser stärker tief zieht als der andere Arm. Trainieren Sie anfangs, wenn möglich, mit Spiegel, um Ihre Bewegungsausführung zu kontrollieren.
- Achten Sie auf stabile Handgelenke. Die Handrücken bilden eine Linie mit dem Unterarm.
- Atmen Sie mit der Anstrengung aus und mit der Entspannung ein.

schulterbreit auseinander und die Ellenbogen leicht gebeugt. Die Fingerspitzen zeigen nach oben, die Handinnenflächen nach vorne und die Ellenbogen nach rechts und links außen zur Seite. Das Band sollte in dieser Position bereits eine leichte Vorspannung aufweisen.

2 Ziehen Sie das Thera-Band® mit dem Ausatmen gleichzeitig mit beiden Armen auseinander und hinter dem Kopf in den Nacken. Die Ellenbogen bleiben weiterhin leicht gebeugt. Führen Sie beide Arme langsam wieder nach oben in die Ausgangsposition, atmen Sie ein. Führen Sie 10 bis 20 Wiederholungen aus.

Einfache Variation

Führen Sie die Übung im Sitzen aus. Achten Sie hierbei aber dennoch auf einen stabilen und aufrechten Oberkörper. Wenn Sie Schulterprobleme haben, dann ziehen Sie das Band vor dem Kopf in Richtung Brust langsam nach unten.

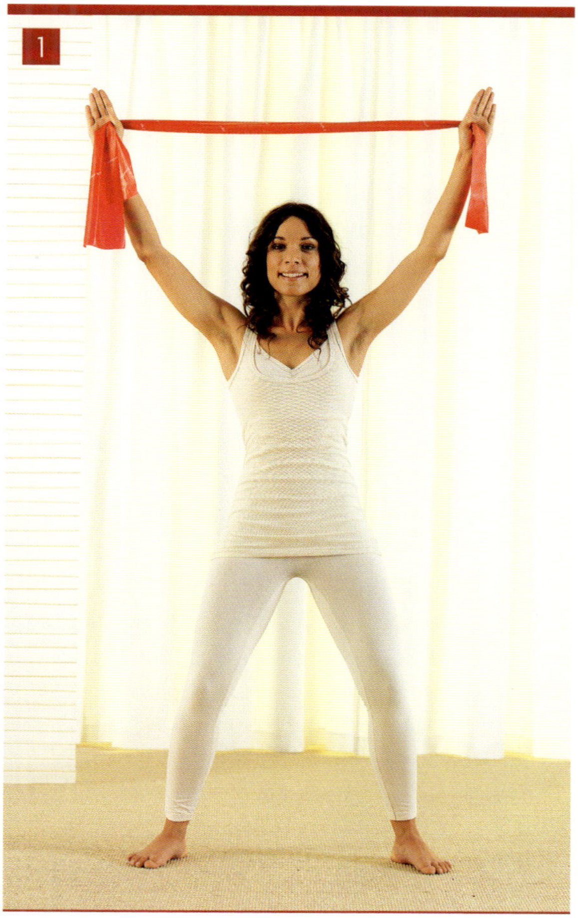

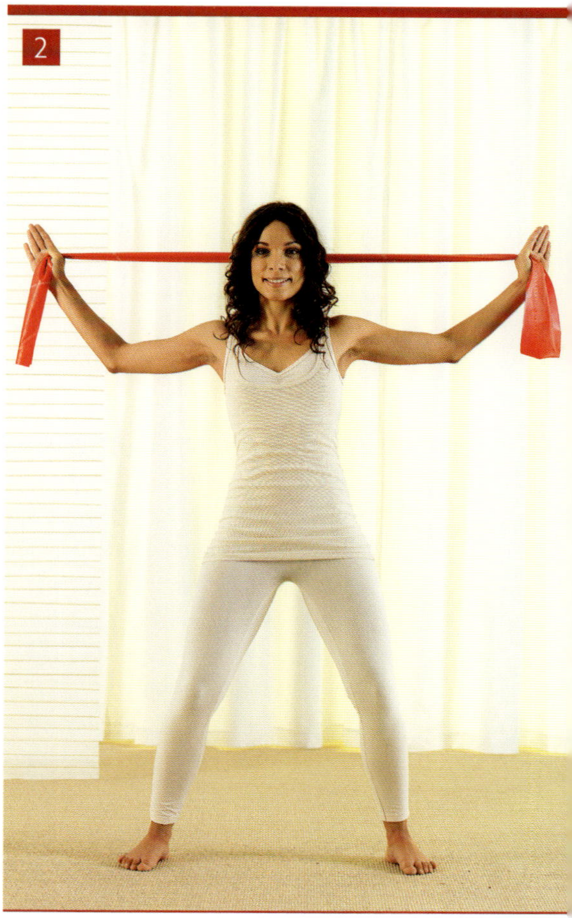

Verneigen

Mit dieser Übung kräftigen Sie den oberen Rücken. Das richtet Sie auf und lässt Sie wieder tiefer durchatmen. Zudem verbessern Sie die Wahrnehmung Ihrer Brustwirbelsäule und deren Feinmotorik.

1 Stellen Sie sich aufrecht und hüftbreit hin. Legen Sie das Thera-Band® mittig und breitflächig wie eine Stola oder einen Umhang quer über Ihren oberen Rücken und Ihre Schultern. Halten Sie das Band auf Brusthöhe mit beiden Händen zwischen Daumen und Zeigefinger fest, damit es während der Bewegung nicht verrutschen kann. Beugen Sie sich nun mit dem Oberkörper nach vorne unten, um die Bandenden jeweils unter Ihren Füßen zu fixieren. Bereits in dieser vorgeneigten Haltung sollten Sie den Widerstand des Übungsbands wahrnehmen. Richten Sie sich langsam wieder auf. Im aufrechten Stand ist der Widerstand stark spürbar.

2 Ziehen Sie das Kinn nach hinten zur Halswirbelsäule und senken Sie es dann zum Brustbein. Rollen Sie anschließend mit der Brustwirbelsäule langsam Wirbel für Wirbel nach vorne unten ab, bis Sie mit dem Oberkörper leicht vornübergebeugt stehen. Der untere Rücken bleibt währenddessen aufgerichtet. Die Zugkraft des Thera-Bandes® unterstützt die Abwärtsbewegung. Rollen Sie anschließend Wirbel für Wirbel gegen den Widerstand des Übungsbands wieder in den aufrechten Stand.

Für eine optimale Wirkung

- Atmen Sie mit dem Abrollen aus und mit dem Hochrollen ein.
- Bleiben Sie im Becken stabil, stellen Sie sich vor, Sie lehnten mit dem Gesäß an einer Wand und könnten so mit diesem nicht nach hinten ausweichen.
- Der Kopf senkt sich beim Abrollen nicht unter den Bauchnabel.
- Strecken Sie die Knie auch im aufrechten Stand nicht ganz durch, sondern lassen Sie diese ganz leicht gebeugt. Füße und Knie zeigen nach vorne.

Einfache Variation

Führen Sie die Übung auf einem Stuhl sitzend aus. Das Thera-Band® wird wie bei der stehenden Ausführung unter den Füßen fixiert. Auch hier sollten Sie in leicht vorgeneigter Haltung den Widerstand des Bandes spüren. Achten Sie auch im Sitzen auf ein stabiles Becken. Beide Steißbeinhöcker behalten gleichermaßen den Kontakt zur Sitzfläche bei und der untere Rücken bleibt aufgerichtet.

Schwierige Variation

Stellen Sie sich auf eine instabile Unterlage. Je wackeliger die Unterlage ist, umso anstrengender wird die Übung. So trainieren Sie Gleichgewichts- und Koordinationsfähigkeit sowie viele zusätzliche kleine Muskelgruppen, die für die Stabilisation Ihrer Gelenke zuständig sind. Schließen Sie während der Übung die Augen, um die Bewegung bewusster wahrzunehmen.

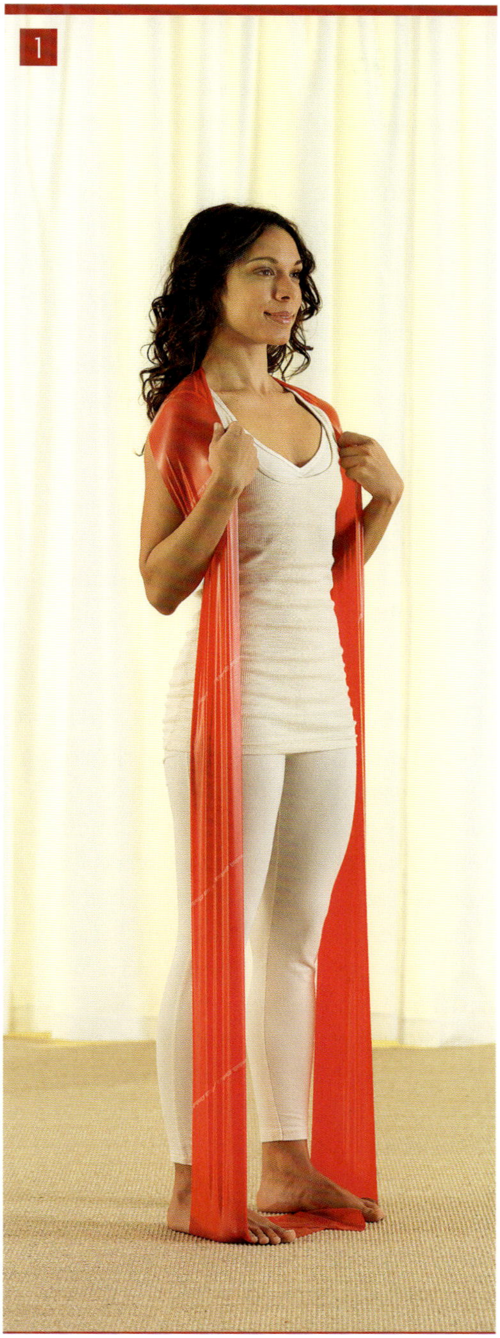
1

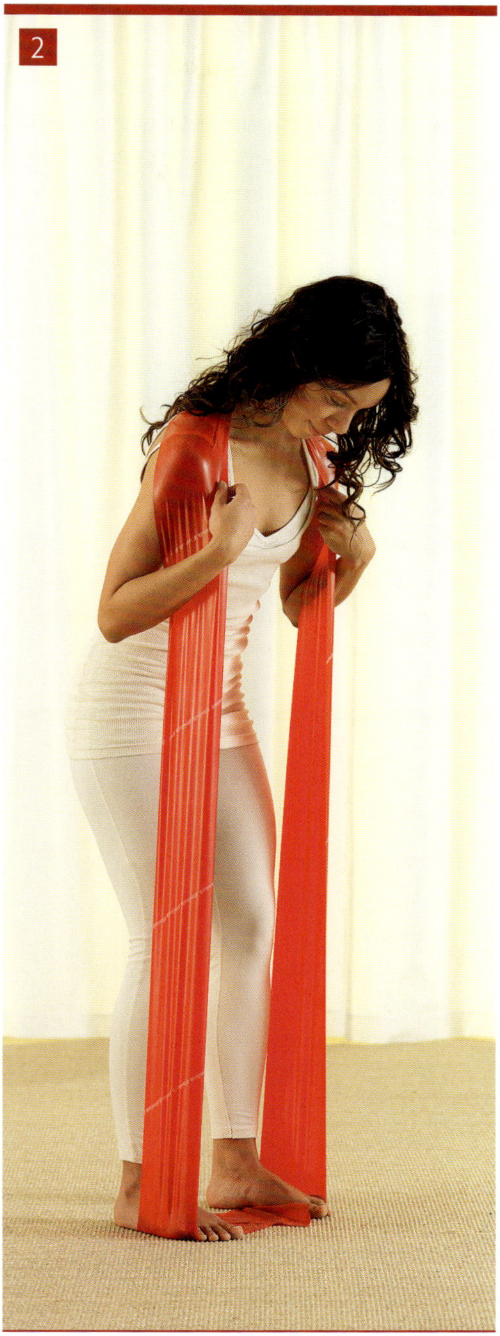
2

Rückenstreckung

Ein starkes Rückgrat vereinfacht den Alltag in allen Lebenslagen. Kräftigen Sie deshalb mit dieser Übung die Rückenstreckmuskulatur entlang Ihrer Wirbelsäule, besonders auch im Bereich des unteren Rückens.

1 Setzen Sie sich aufrecht und mit hüftbreit aufgestellten Füßen auf die vordere Kante eines Stuhls. Die Knie sollten tiefer als das Becken und die Fersen senkrecht unter den Knien positioniert sein. Legen Sie das Thera-Band® mittig und breitflächig wie eine Stola oder einen Umhang quer über Ihren oberen Rücken und Ihre Schultern. Halten Sie das Band mit jeweils beiden Händen zwischen Daumen und Zeigefinger vor Ihren Schultern fest. Neigen Sie sich nun mit geradem Oberkörper nach vorne, um die Bandenden jeweils unter Ihren Füßen zu fixieren. Bereits in dieser Position sollte das Band unter Spannung sein. Ziehen Sie Ihre Wirbelsäule lang, halten Sie den Oberkörper in vorgeneigter Position. Schieben Sie das Kinn zur Halswirbelsäule und den Bauchnabel nach innen.

2 Richten Sie mit dem Ausatmen Ihren Oberkörper mit geradem Rücken gegen den Widerstand des Thera-Bandes® etwas auf, aber nicht vollständig. Der Oberkörper bleibt in der Endposition in einer leichten Vorneigung. Senken Sie mit dem Einatmen den Oberkörper mit geradem Rücken ebenso langsam wieder nach unten in die Ausgangsposition ab.
Lockern Sie anschließend den Oberkörper und wiederholen Sie diese Bewegungsfolge 10- bis 20-mal.

Für eine optimale Wirkung

- Atmen Sie beim Aufrichten des Oberkörpers aus und mit dem Senken wieder ein.
- Der Kopf bleibt immer mittig zwischen den Schultern.
- Richten Sie den Rücken lang aus: Ziehen Sie das Kinn zur Halswirbelsäule und die Schulterblätter nach unten in Richtung Gesäß.
- Bleiben Sie im Becken stabil, Sie spüren während der Übung beide Sitzbeinhöcker gleichmäßig auf der Sitzfläche.

Einfache Variation

Wenn Sie sich anfangs noch etwas unsicher in der Übungsausführung fühlen, so probieren Sie den Bewegungsablauf erst einmal ohne Thera-Band. Verschränken Sie stattdessen die Arme vor der Brust. Ziehen Sie beide Schulterblätter zueinander und in Richtung Gesäß. Beginnen Sie in der vorgeneigten Position und richten Sie mit dem Ausatmen Ihren Oberkörper mit geradem Rücken etwas auf, aber nicht vollständig. Beide Sitzbeinhöcker behalten gleichmäßigen Kontakt zur Sitzfläche. Stellen Sie sich vor, sie müssten einen schweren Rucksack mit nach oben drücken. Senken Sie mit dem Einatmen den Oberkörper mit geradem Rücken langsam wieder ab. Achten Sie auf eine langsame und fließende Bewegungsausführung. Wiederholen Sie dies 10-mal.

Schwierige Variation

Erhöhen Sie das Bewegungstempo oder verwenden Sie ein Thera-Band® mit stärkerem Widerstand. Ebenso können Sie die Übung im hüftbreiten Stand ausführen. Lassen Sie hierbei die Knie leicht gebeugt und bleiben Sie mit dem Becken stabil. Wenn Sie sich auf eine instabile Unterlage stellen, trainieren Sie zusätzlich Ihre Gleichgewichtsfähigkeit und die tiefer liegende Muskulatur.

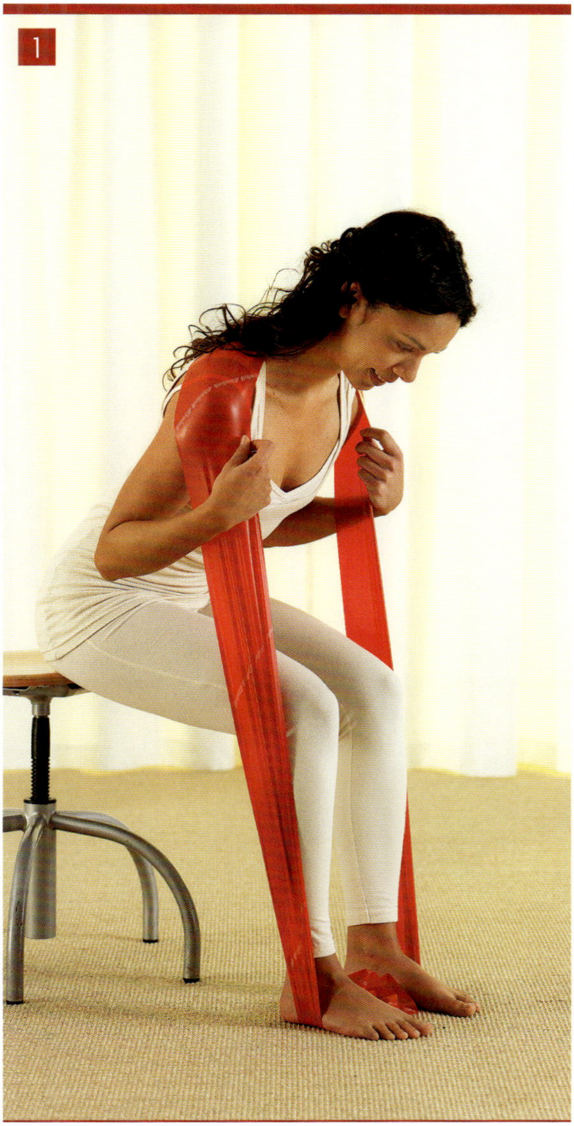

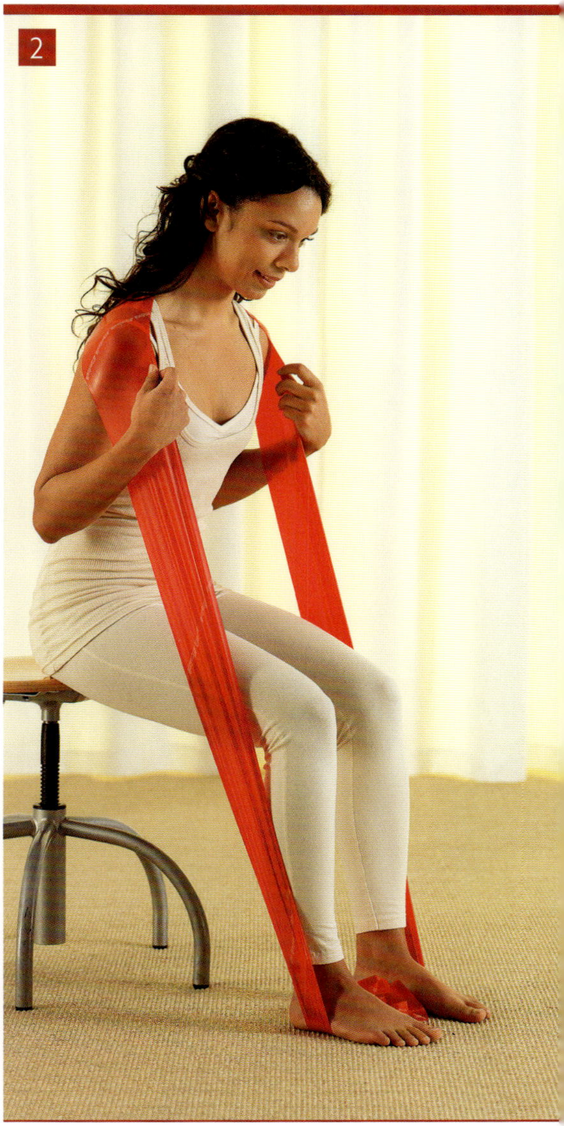

Gleichgewicht

Hier werden Geschicklichkeit und Gleichgewicht gleichermaßen gefordert. Sie kräftigen die gesamte Rumpfmuskulatur sowie die Gesäß- und Beinmuskulatur.

1 Stellen Sie sich aufrecht hin. Legen Sie das Thera-Band® einmal der Länge nach zusammen und greifen Sie es etwa in Hüftbreite. Verlagern Sie das Gewicht auf den linken Fuß und heben Sie das rechte Knie nach vorne auf Hüfthöhe an. Fuß und Knie zeigen in eine Richtung. Strecken Sie beide Arme auf Schulterhöhe nach vorne aus. Halten Sie die Handgelenke stabil. Die Handrücken bilden mit den Unterarmen eine Linie. Das Band sollte hier bereits eine Vorspannung aufweisen.

2 Beugen Sie nun das Knie des Standbeins, ziehen Sie das angehobene Bein angewinkelt nach hinten und neigen Sie sich gleichzeitig mit dem Oberkörper aus der Hüfte heraus nach vorne. Ziehen Sie während dieser Bewegung das Thera-Band® auseinander, es nähert sich der Brust, während die Arme sich zur Seite öffnen. Ziehen Sie die Schulterblätter zueinander und nach unten zum Gesäß.
Richten Sie sich anschließend langsam wieder auf. Das angehobene Bein wird wieder nach vorne auf Hüfthöhe gezogen, und die Arme befinden sich wieder schulterbreit vor dem Körper.
Wiederholen Sie diese Übungsfolge 5- bis 10-mal und wechseln Sie anschließend die Seite.

Einfache Variation

Führen Sie die Übung im hüftbreiten Stand aus. So können Sie sich in erster Linie auf eine korrekte Ausführung mit dem Oberkörper konzentrieren. Beugen Sie beide Knie und schieben Sie das Gesäß etwas nach hinten unten, als wollten Sie sich auf einen Stuhl setzen. Ziehen Sie während dieser Bewegung das Thera-Band® auseinander. Ziehen Sie die Schulterblätter zueinander und zum Gesäß. Richten Sie sich anschließend langsam wieder auf. Machen Sie 10 Wiederholungen.

Für eine optimale Wirkung

- Atmen Sie mit der Beugung aus und mit dem Aufrichten ein.
- Achten Sie auf stabile Handgelenke. Knicken Sie Ihre Hände nicht nach oben oder unten ab.
- Halten Sie das Becken stabil. Trotz des angehobenen Beins sollten beide Hüftknochen auf einer Höhe bleiben.
- Drehen Sie das Knie des Standbeins nicht einwärts. Es sollte in die gleiche Richtung wie der Fuß zeigen.
- Wenn es während der Übung etwas wacklig wird, ist das ein positiver Nebeneffekt. Sie trainieren so zusätzlich Ihr Gleichgewichtsgefühl und die gelenknahe Muskulatur.

Schwierige Variation

Halten Sie die Endposition in der Vorbeuge mit den zur Seite geöffneten Armen 10 Sekunden lang, bevor Sie sich langsam wieder aufrichten. Wiederholen Sie diese Variante 5 weitere Male und wechseln Sie dann die Beinseite. Wenn Ihnen diese Übung noch nicht wacklig genug ist, probieren Sie es mit einer instabilen Unterlage. Aber Vorsicht, diese Variante ist wirklich anspruchsvoll, überfordern Sie sich nicht und führen Sie anfangs nur 3 bis 5 Wiederholungen je Beinseite aus.

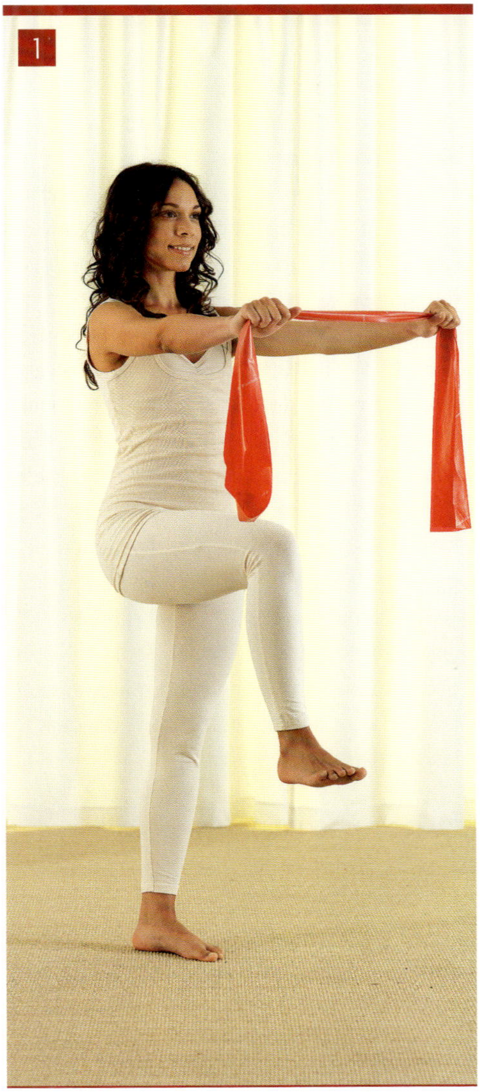

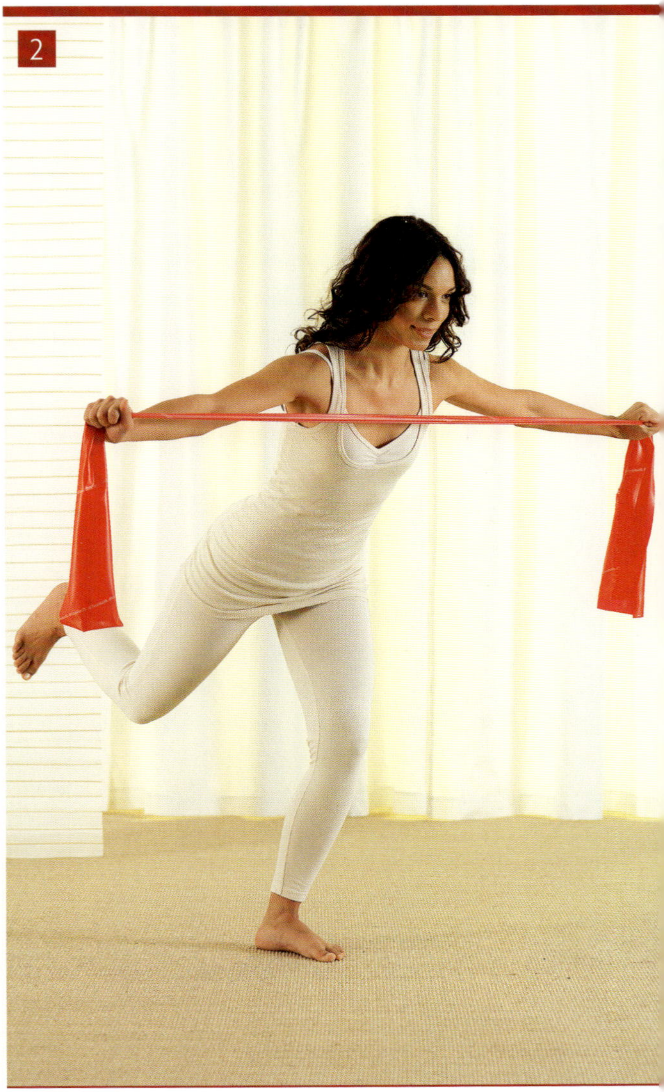

Tisch

Eine starke Gesäßmuskulatur unterstützt die Haltefunktion der Rückenmuskulatur. Mit dieser Übung kräftigen Sie neben den Gesäß- auch die unteren Rückenmuskeln und verbessern zudem Ihre Schulterstabilität. Die »Tisch-Position« fühlt sich anfangs sehr ungewohnt an. Trainieren Sie dennoch fleißig weiter, und Ihr Körper wird sich schnell an die neuen Bewegungsmuster gewöhnen.

1 Setzen Sie sich aufrecht auf den Boden und stellen Sie die Fersen hüftbreit auf. Zwischen Oberschenkeln und Waden sollte ein rechter Winkel sein. Legen Sie das Thera-Band® mittig unterhalb des Gesäßes an und überkreuzen Sie es über den Hüften. Fixieren Sie das Band mit den Händen an Ihren Seiten. Die Fingerspitzen zeigen nach vorne.

2 Heben Sie nun das Gesäß gegen den Widerstand des Bandes nach oben an. Versuchen Sie die Hüftgelenke ganz durchzustrecken, spannen Sie hierzu die Gesäßmuskulatur fest an. Ziehen Sie die Schultern weg von den Ohren in Richtung Gesäß. Ihr Blick geht weit nach vorne über Ihre Knie hinweg. Die Hände befinden sich senkrecht unter Ihren Schultern und Ihre Fersen senkrecht unter den Knien.
Senken Sie anschließend das Gesäß langsam wieder nach unten ab, ohne es ganz abzusetzen. Führen Sie insgesamt 10 Wiederholungen aus.

Für eine optimale Wirkung

- Atmen Sie mit dem Anheben aus und dem Absenken ein.
- Beißen Sie nicht die Zähne zusammen, sondern lassen Sie den Kiefer locker.
- Sinken Sie nicht zwischen den Schultern ein, sondern drücken Sie sich aus den Schultern heraus nach oben.
- Ziehen Sie beide Schulterblätter in Richtung Gesäß.
- Ihr Gewicht wird von den Fersen und den Händen getragen.
- Trainieren Sie gelenkschonend: Strecken Sie die Ellenbogen nicht ganz durch.

Einfache Variation

Legen Sie sich mit dem Rücken auf den Boden und legen Sie die Hände neben die Hüfte. Die Fersen sind hüftbreit aufgestellt und Oberschenkel und Waden befinden sich in einem rechten Winkel. Heben Sie nun mit dem Ausatmen gegen den Widerstand des Bandes das Gesäß nach oben an, bis der Oberkörper mit den Oberschenkeln eine Linie bildet. Senken Sie das Gesäß mit dem Einatmen langsam wieder nach unten ab, ohne es ganz abzusetzen. Wiederholen Sie diese Übung 10-mal.

Schwierige Variation

Führen Sie die einfache Variation wie beschrieben, allerdings mit nur einem aufgestellten Bein aus. Heben Sie hierzu das andere Bein angewinkelt vom Boden ab. Achten Sie auf Ihre Beckenstabilität. Beide Hüften sollten auf beiden Seiten gleich hoch liegen. Wiederholen Sie die Übung je Beinseite 5-mal.

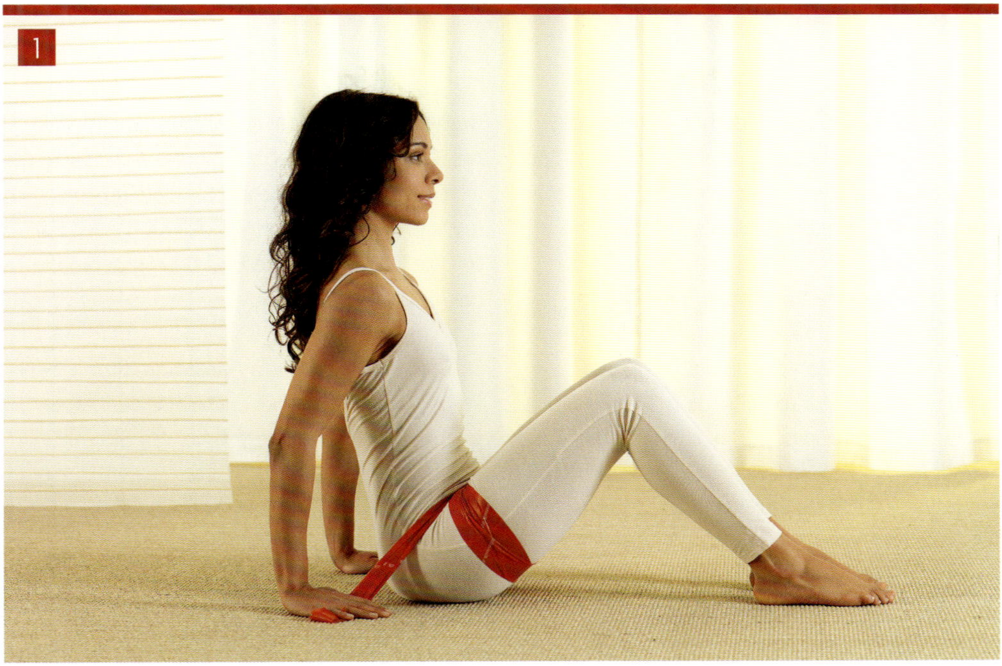
1

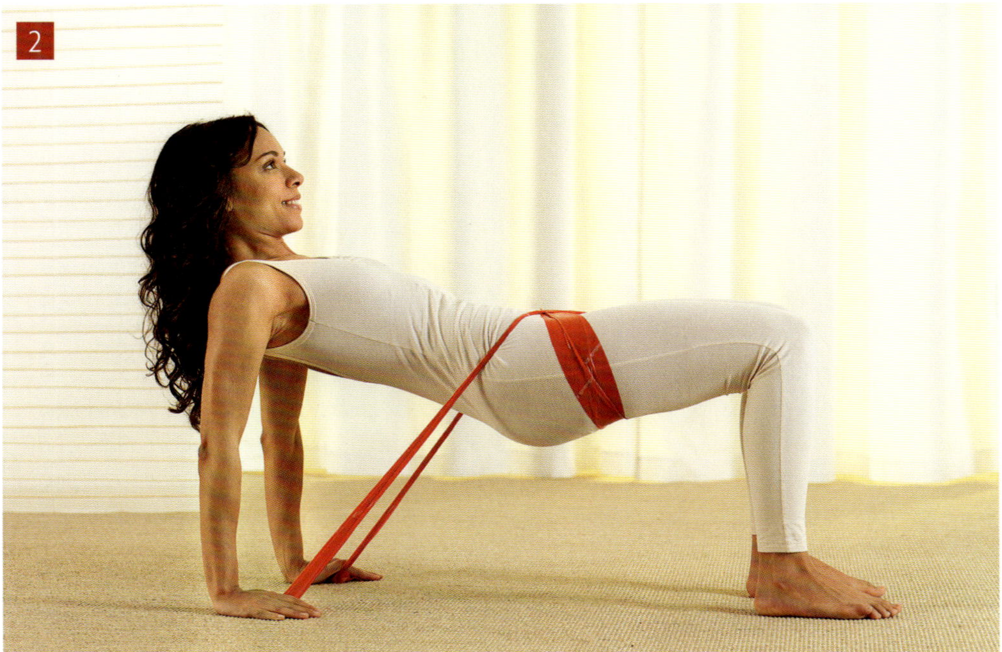
2

Bauch-Rotation

Mit dieser Übung kräftigen Sie die schräge Bauchmuskulatur. Die Rückenmuskulatur ist hierbei ebenfalls beteiligt, um Sie im aufrechten Sitz zu unterstützen. Sie stabilisieren Ihren Rumpf und formen gleichzeitig Ihre Taille.

1 Setzen Sie sich aufrecht auf den Boden und strecken Sie Ihre Beine lang und schulterbreit nach vorne aus. Legen Sie das Thera-Band® mittig über Ihre Fußrücken. Führen Sie die Bandenden von außen nach innen um die Fußsohlen und zwischen den lang ausgestreckten Beinen durch zu Ihren Händen. Stellen Sie die Fersen auf und beugen Sie die Knie leicht. Legen Sie das Band einmal über Kreuz und wickeln Sie die Bandenden jeweils um Ihre Hände. Führen Sie die Hände übereinandergelegt vor die Brust. Das Übungsband sollte hier bereits gut gespannt sein. Ziehen Sie Ihre Wirbelsäule lang nach oben und die Schulterblätter in Richtung Gesäß. Heben Sie das Brustbein leicht an und schieben Sie das Kinn nach hinten zur Halswirbelsäule und den Hinterkopf nach oben zur Decke.

2 Drehen Sie mit dem Ausatmen Ihren Oberkörper langsam zur Seite. Die Hände bleiben hierbei vor der Brust fixiert. Kehren Sie mit dem Einatmen wieder langsam zurück in die Ausgangsposition und drehen Sie mit dem nächsten Ausatmen den Oberkörper zur anderen Seite.
Führen Sie je Seite insgesamt 10 Wiederholungen aus.

Für eine optimale Wirkung

- Füße und Becken bleiben während der Drehbewegung fest fixiert.
- Atmen Sie mit der Drehung aus und mit dem Zurückdrehen zur Mitte wieder ein.
- Werden Sie während der Bewegung nicht kleiner. Halten Sie Ihren Rücken immer aufrecht und ziehen Sie beide Schulterblätter nach unten in Richtung Gesäß.
- Arbeiten Sie nicht mit Schwung, sondern führen Sie die Bewegung mit der Kraft Ihrer Bauchmuskulatur aus.
- Sie spüren, wie beide Sitzbeinhöcker gleichermaßen in den Boden drücken.

Einfache Variation

Wenn Sie sich mit dieser Übung noch unsicher sind, sollten Sie den Bewegungsablauf erst einmal ohne Band üben oder mit einem geringerem Widerstand, z. B. mit dem gelben Thera-Band. Denn wichtiger als der Widerstand ist in erster Linie die aufrechte Körperhaltung, vor allem auch in der Drehposition.

Schwierige Variation

Erhöhen Sie das Übungstempo. Vermeiden Sie aber, mit Schwung zu arbeiten. Schieben Sie beide Fersen fest in den Boden, um die Stabilität in den Beinen und der Hüfte beizubehalten.
Intensiver wird die Übung, wenn Sie Ihren aufrechten Oberkörper mit der Drehung leicht nach hinten neigen.

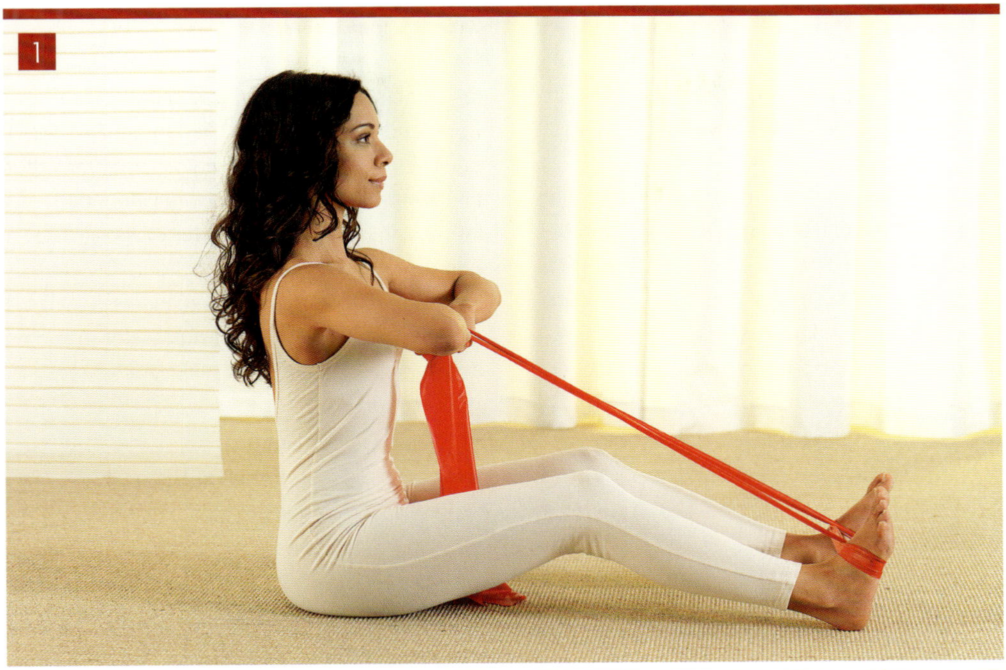
1

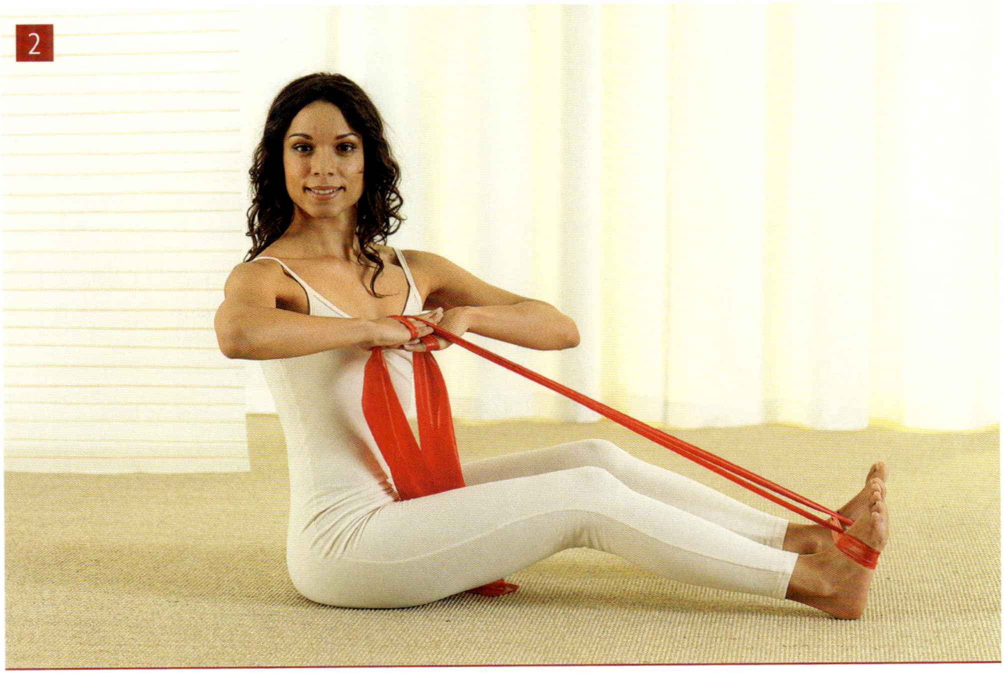
2

Sanfte Dehnung für Schulter und Nacken

Bei Beschwerden im Bereich von Schulter und Nacken ist die Wirkung von Dehnübungen besonders effektiv. Sie verbessern die Beweglichkeit und Geschmeidigkeit von Muskulatur und Gelenken, vermindern ein erneutes Schmerzrisiko und haben positiven Einfluss auf die Erholung Ihrer Muskeln.
Mit nachfolgenden Übungen dehnen Sie die Schulter- und Nackenmuskulatur, mobilisieren Ihre Wirbelsäule und schärfen Ihre Sinne für den eigenen Körper.

Kraftvoll dehnen

Diese Dehnvariante nennt man auch »Anspannungs-Entspannungs-Dehnung«.
Diese Methode hat ihren Ursprung in der Krankengymnastik und Physiotherapie. Durch das Abwechseln von An- und Entspannen entwickelt sich ein verbessertes Körpergefühl und die Bewegungsabläufe werden fließender. Neben der Dehnung erfolgt auch gleichzeitig eine Kräftigung der Nackenmuskulatur entlang der Halswirbelsäule.

Für eine optimale Wirkung

- Ziehen Sie Ihre Schultern nicht hoch, sondern lassen Sie sie ganz locker nach unten fließen.
- Halten Sie während der Anspannungsphase Ihre Halswirbelsäule gerade und den Kiefer locker.
- Die Dehnung sollte spürbar, aber nicht schmerzhaft sein.

1 Setzen Sie sich aufrecht auf einen Stuhl. Stellen Sie die Füße bequem hüftbreit auf. Drücken Sie nun den Hinterkopf sanft gegen die Hände, die dem Druck standhalten. Halten Sie diese Spannung etwa 3 bis 4 Sekunden. Entspannen Sie anschließend 1 bis 2 Sekunden.

2 Schieben Sie dann das Kinn nach hinten zur Halswirbelsäule und neigen Sie den Kopf nach vorne in Richtung Brust. Spüren Sie die Dehnung in der Nackenpartie. Halten Sie diese Dehnung etwa 5 Sekunden. Richten Sie den Kopf anschließend langsam wieder auf und führen Sie 3 weitere Wiederholungen durch.

Einfache Variation I

Sie können die Dehnung auf weitere erweitern. Drehen Sie aus der vorgeneigten Position (Bild 2) das Kinn zur Seite, es nähert sich der Schulter. Ihr Blick folgt der Bewegung. Spüren Sie, wie die Dehnung sich in weitere Muskelpartien im Nackenbereich ausweitet. Halten Sie die Dehnung circa 5 Sekunden und drehen Sie anschließend das Kinn langsam zur anderen Seite. Wiederholen Sie dies je Seite 3-mal.

Einfache Variation II

Führen Sie die Dehnübung ohne Anspannungsphase durch. Schieben Sie das Kinn nach hinten zur Halswirbelsäule und neigen Sie den Kopf nach vorne in Richtung Brust. Halten Sie diese Dehnung 10 Sekunden, während Sie gleichmäßig weiteratmen. Richten Sie anschließend den Kopf langsam wieder auf und spüren Sie der Dehnung Ihrer Nackenpartie nach. Machen Sie 3 Wiederholungen.

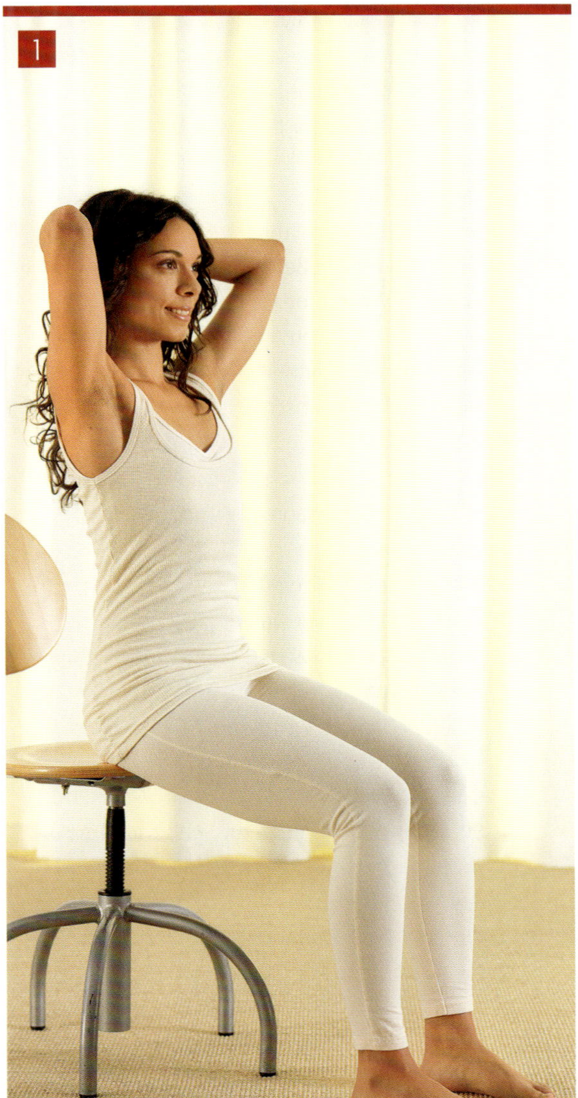

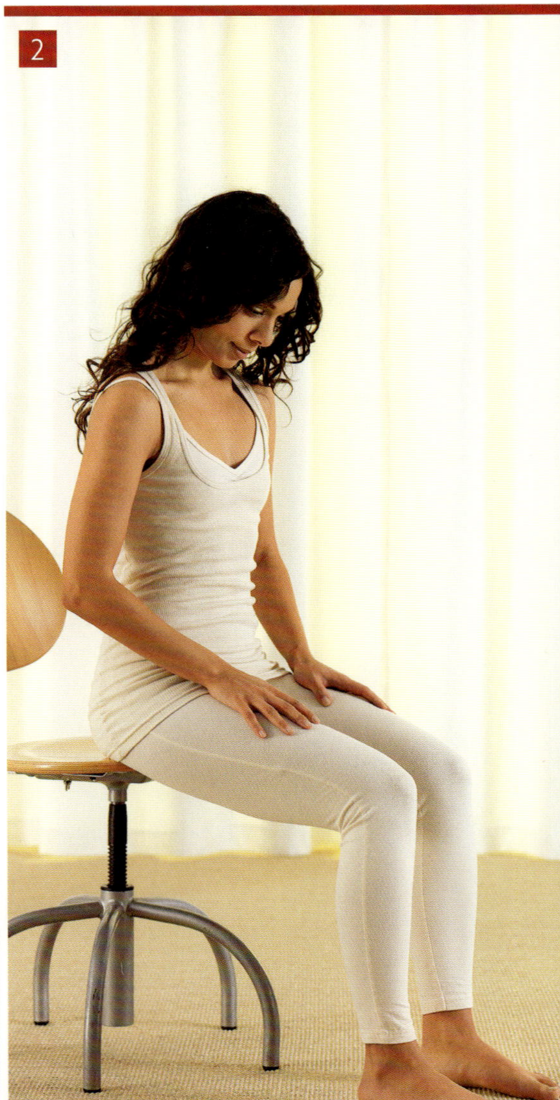

Langer Hals

Eine kleine Übung mit großer Wirkung! Hier dehnen Sie die seitliche Hals- und Nackenmuskulatur. Nehmen Sie sich dafür etwas Ruhe und Zeit, um die wohltuende Wirkung optimal spüren zu können. Integrieren Sie die Übung in Ihren Alltag, zum Beispiel morgens vor dem Aufstehen auf der Bettkante, mittags in der wohlverdienten Pause oder abends entspannt auf dem Sofa.

Setzen Sie sich aufrecht mit hüftbreit aufgestellten Füßen auf einen Stuhl. Sie spüren beide Steißbeinhöcker gleichmäßig auf der Sitzfläche. Ziehen Sie die Schultern nach unten in Richtung Gesäß und das Kinn nach hinten zur Halswirbelsäule. Beide Hände liegen bequem auf den Oberschenkeln auf.

Für eine optimale Wirkung

- Neigen Sie den Oberkörper nicht zur Seite. Bleiben Sie während der Dehnübung aufrecht sitzen, als wären Sie mit dem Rücken an der Stuhllehne festgebunden.
- Beißen Sie nicht die Zähne zusammen, entspannen Sie Ihre gesamten Gesichtsmuskeln.
- Atmen Sie tief in die Dehnung hinein und spüren Sie, wie die Muskulatur dem Dehnreiz allmählich nachgibt und ganz geschmeidig wird.
- Dehnen Sie sanft. Sie sollten die Dehnung zwar spüren, es darf aber kein unangenehmer Schmerz durch die Dehnung hervorgerufen werden.

1 Neigen Sie nun den Kopf langsam zur Seite, das Ohr nähert sich der Schulter. Ihr Blick geht nach vorne. Ziehen Sie gleichzeitig die Schulter der zu dehnenden Seite etwas mehr in Richtung Boden, indem Sie den Arm lang nach unten schieben. Spüren Sie das leichte Ziehen der seitlichen Halsmuskulatur. Verstärken Sie diese Dehnung, indem Sie die seitliche Halspartie sanft nach außen schieben. Halten Sie diese Dehnung mindestens 10 bis höchstens 30 Sekunden. Richten Sie anschließend den Kopf wieder auf und spüren Sie nach. Vergleichen Sie die beiden Halsseiten und nehmen Sie den Unterschied zwischen der gedehnten und der nicht gedehnten Nackenpartie wahr.
Dehnen Sie anschließend auch die andere Seite und machen Sie 2 Wiederholungen.

Erweiterte Variation

Drehen Sie aus der Seitneigung heraus die Nasenspitze in Richtung Boden, Ihre Nasenspitze nähert sich der Schulter. Sie spüren eine leichte Verlagerung der Dehnung in andere Muskelanteile der Halsmuskulatur. Halten Sie diese Dehnung ebenfalls 10 bis 30 Sekunden und kehren Sie wieder zur Seitneigung zurück (Blick nach vorne) und richten Sie dann den Kopf wieder auf. Nach einer kurzen Pause führen Sie die Dehnung auf der anderen Seite durch. Wiederholen Sie dies bis zu 2-mal je Seite.
Auch können Sie diese Variation abändern, indem Sie Ihre Nasenspitze in der Seitneigung sanft zur Decke führen.

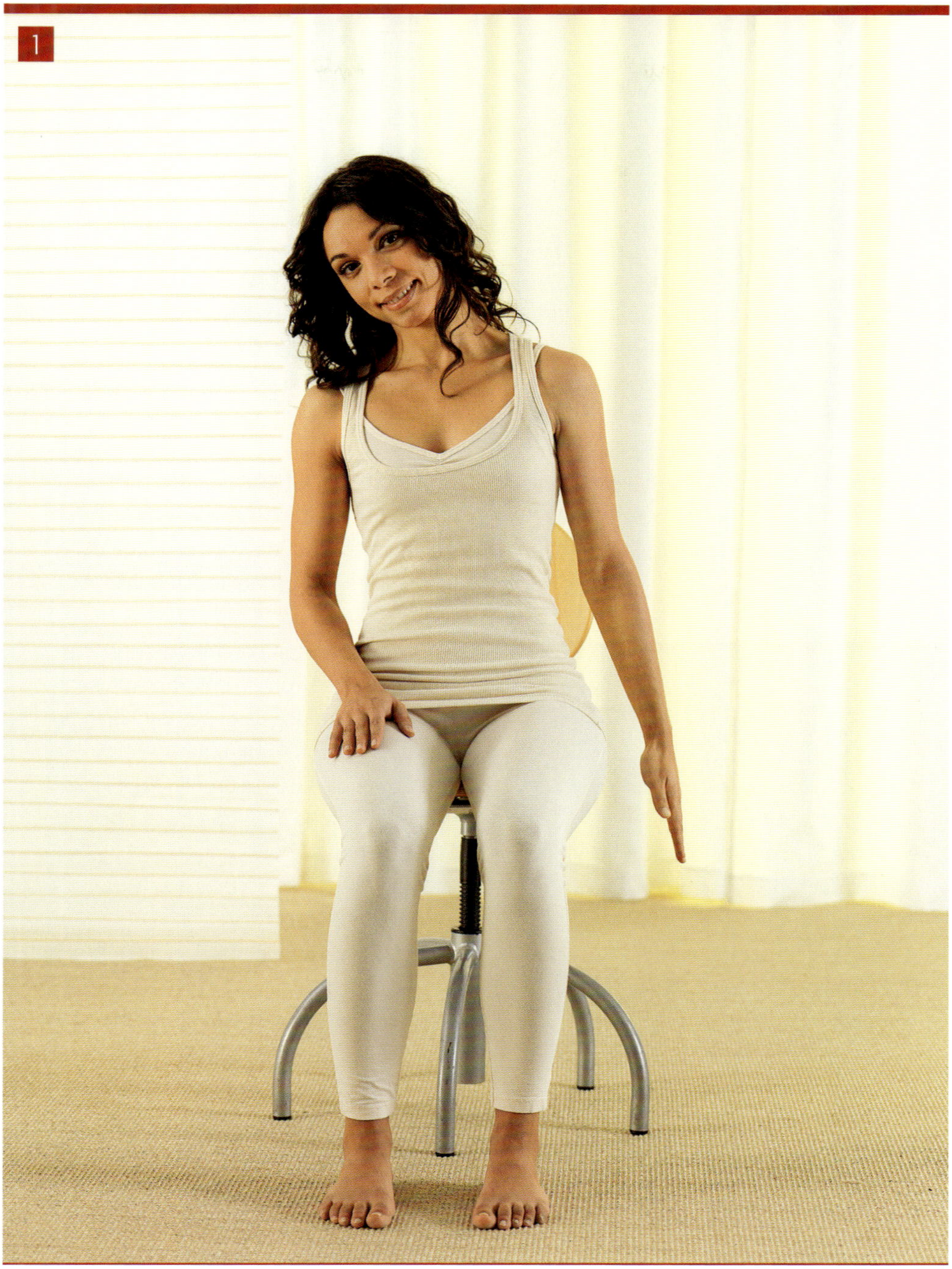
1

Schulter-Gruß

Mit dieser Dehn- und Mobilisierungsübung öffnen Sie Ihre Brust und lockern die Schultern. Sie können anstatt eines Thera-Bandes® auch ein Handtuch für diese Übung verwenden.

1 Stellen Sie sich aufrecht und hüftbreit hin. Legen Sie das Thera-Band® 2- bis 3-mal zusammen. Greifen Sie das Band hinter dem Rücken mit den Händen etwa schulterbreit. Das Band sollte hier eine Spannung aufweisen. Die Handrücken zeigen nach hinten, die Handinnenflächen nach vorn. Drehen Sie die Schultern nach hinten und richten Sie sich auf. Heben Sie das Brustbein nach vorne oben an und ziehen Sie die Schulterblätter nach unten in Richtung Gesäß.

Für eine optimale Wirkung

- Die Knie bleiben auch in der Vorbeuge leicht gebeugt.
- Lassen Sie den Kiefer locker, beißen Sie nicht die Zähne zusammen.
- Atmen Sie aus, wenn Sie in die Vorbeuge gehen, und atmen Sie während der Dehnung gleichmäßig und tief weiter.
- Dehnen bedeutet auch immer, sich fallen zu lassen. Stellen Sie sich vor, Sie sinken in ein Becken mit warmem Wasser. Ihre Gedanken spielen keine Rolle mehr, Sie lassen sich einfach in die Position hineinsinken.

2 Neigen Sie sich nun aus der Hüfte heraus mit geradem Oberkörper nach vorne unten und führen Sie gleichzeitig die Arme in der schulterbreiten Position vom Rücken weg nach oben zur Decke. Lassen Sie den Kopf locker hängen und bleiben Sie in Nacken und Kiefer entspannt. Ziehen Sie die Arme lang gestreckt sanft nach vorne und spüren Sie die Dehnung in der Schulter- und Brustmuskulatur. Halten Sie diese Position 10 bis 30 Sekunden. Richten Sie sich anschließend langsam wieder auf, indem Sie den Oberkörper Wirbel für Wirbel aufrollen.

Einfache Variation

Führen Sie die Übung im Sitzen aus. Setzen Sie sich hierzu auf die vordere Kante eines Stuhls. Die Füße befinden sich hüftbreit senkrecht unter den Knien. Die Knie sollten tiefer als die Hüften positioniert sein. Achten Sie auf eine aufrechte Körperhaltung und neigen Sie sich dann aus der Hüfte heraus gerade nach vorne unten. Lassen Sie auch in dieser Position den Kopf locker hängen, während Ihre Arme nach oben zur Decke ziehen.

Schwierige Variation

Diese Variante erfordert eine höhere Beweglichkeit in den Schultern und der Brustmuskulatur. Führen Sie die Übung ohne Thera-Band® oder Handtuch aus. Falten Sie hierzu die Hände hinter Ihrem Rücken ineinander und führen Sie die Arme wie beschrieben in der Vorbeuge nach oben zur Decke.
Wenn Ihnen dies problemlos gelingt, führen Sie die Übung im Schneidersitz aus. Achten Sie hierbei auf Ihre Beckenstabilität.

1

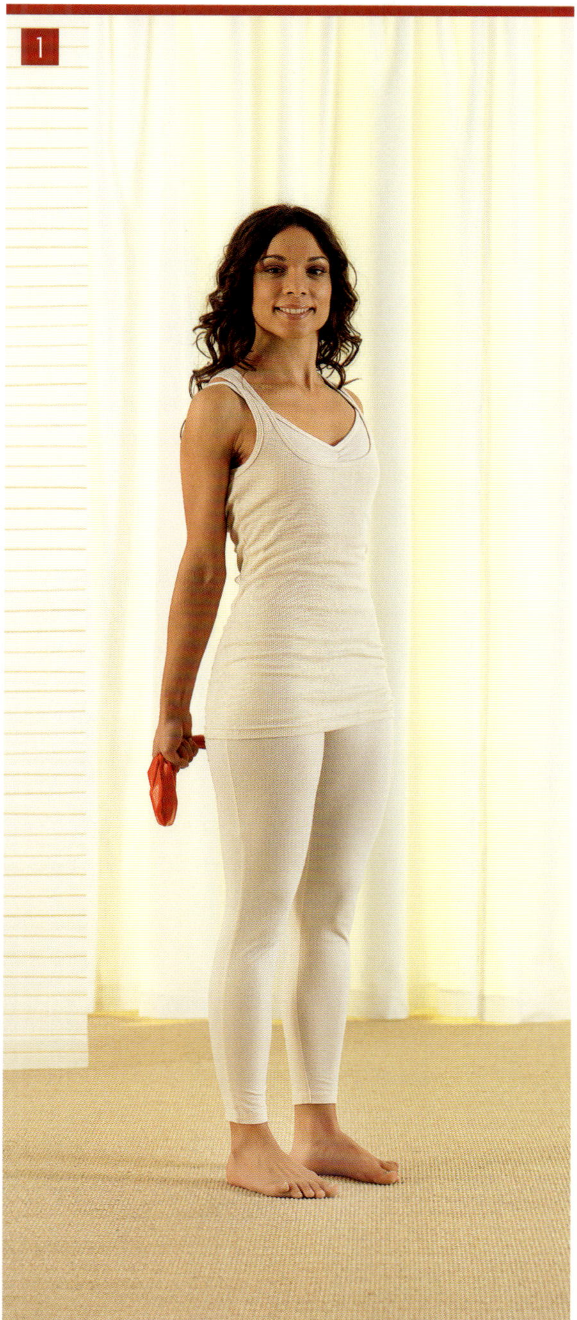

2

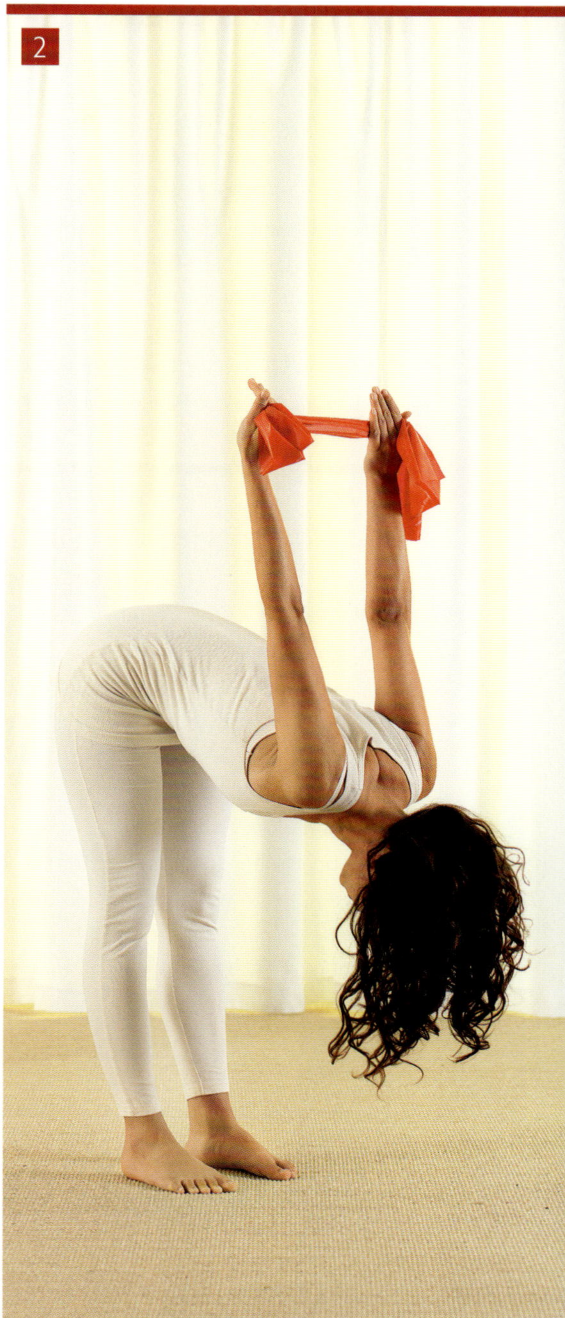

Bewegte Wirbelsäule

Diese Übung lockert Ihren Rücken und ist besonders gut geeignet, wenn Sie häufig lange und starr in einer bestimmten Körperhaltung verharren, zum Beispiel am Computer. Sie können diese Übung auch zum Aufwärmen für Ihr Training mit dem Thera-Band® ausführen.

1 Stellen Sie sich aufrecht, mit schulterbreit aufgestellten Füßen hin. Die Füße und Knie zeigen leicht nach außen. Beugen Sie die Knie etwas und neigen Sie Ihren Oberkörper aus der Hüfte heraus gerade nach vorne. Stützen Sie sich mit den Händen auf den Oberschenkeln, oberhalb der Knie, ab. Dabei zeigen die Fingerspitzen nach außen und die Daumen nach innen.

Für eine optimale Wirkung

- Führen Sie die Bewegungen langsam und fließend aus.
- Spüren Sie mit dem Rundwerden, wie die Schulterblätter auseinandergezogen werden und das Schambein sich durch die Aktivierung der Beckenbodenmuskulatur dem Bauchnabel nähert. Nehmen Sie hier die Dehnung entlang Ihrer Wirbelsäule wahr.
- Spüren Sie mit dem Aufrichten, wie sich der Brustkorb nach vorne dehnt. Ziehen Sie die Schultern weg von den Ohren in Richtung Gesäß. Lassen Sie den Kiefer ganz locker und bleiben Sie im Nacken entspannt.
- Die Füße und Knie sollten immer in die gleiche Richtung zeigen.
- Atmen Sie mit der Beugung aus und mit der Gegenbewegung ein.

2 Werden Sie nun rund in der Wirbelsäule, während Sie das Körpergewicht weiterhin auf den Oberschenkeln abstützen. Die Brustwirbelsäule wird nach hinten und oben gerundet und das Becken gleichzeitig nach hinten gekippt, wodurch sich das Schambein dem Bauchnabel nähert. Ziehen Sie die Schulterblätter auseinander.

3 Schieben Sie anschließend das Brustbein nach vorne oben und kippen Sie das Becken nach vorne, wodurch Sie in ein leichtes Hohlkreuz gezogen werden. Senken Sie die Schulterblätter in Richtung Gesäß. Lassen Sie den Kiefer ganz entspannt.

4 Kehren Sie wieder langsam in die Ausgangsposition zurück. Wiederholen Sie diese Bewegungsfolge 5- bis 10-mal.

Einfache Variation

Führen Sie die Übung im Sitzen aus. Setzen Sie sich hierzu auf die vordere Kante eines Stuhls oder auf einen Gymnastikball. Die Füße stehen schulterbreit senkrecht unter den Knien. Die Knie sollten etwas tiefer als die Hüfte positioniert sein. In der sitzenden Position können Sie die Beckenkippung besser wahrnehmen. Beobachten Sie die Bewegung Ihrer Steißbeinhöcker. In der Beugung schieben sich diese nach vorn, in der Aufrichtung nach hinten.

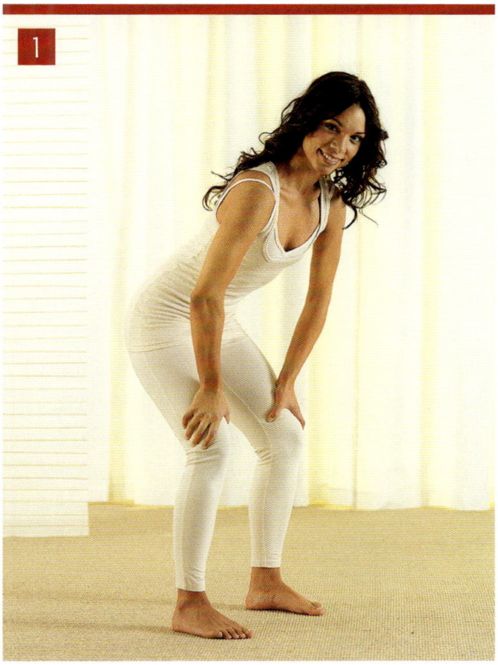
1

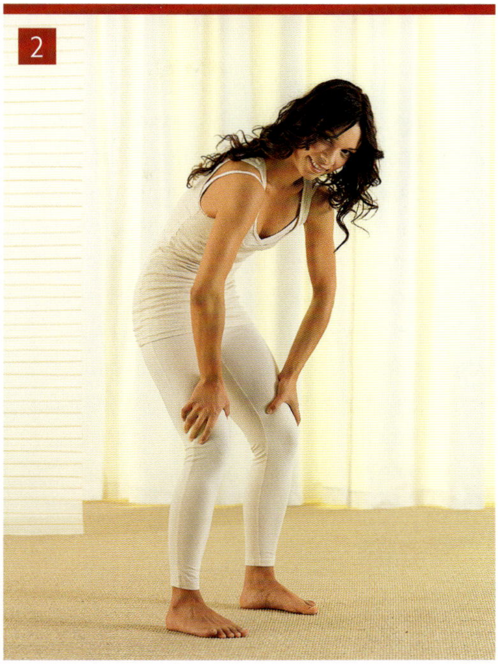
2

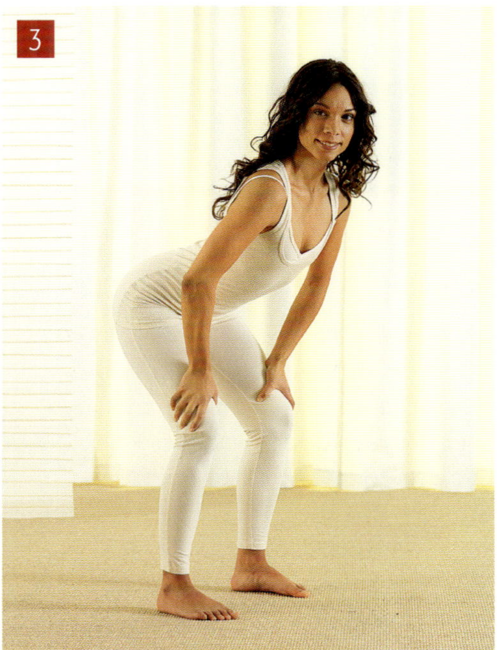
3

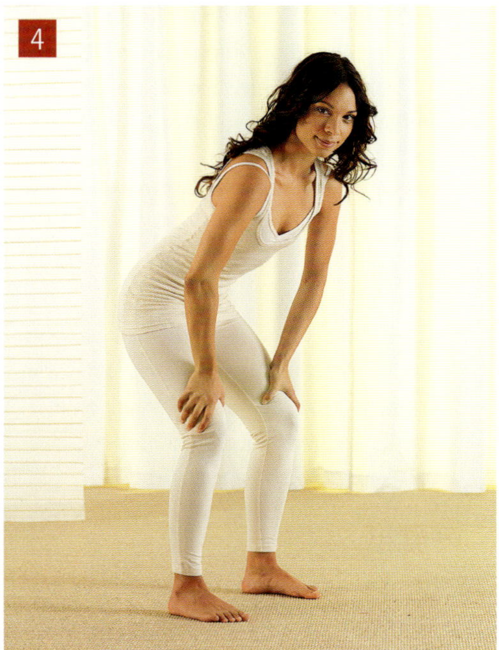
4

Wachsen

Aufrecht zu stehen und die Schultern dabei einfach hängen zu lassen ist im hektischen Alltag kaum umsetzbar. Es fehlen Zeit und Konzentration, um die eigene Schulterblattorganisation in jeder Situation zu überwachen und zu korrigieren. Wenn sich die richtige Körperhaltung jedoch durch regelmäßiges Üben wieder verinnerlicht, werden Sie bald nicht mehr von Schulter- und Nackenverspannungen geplagt. Lernen Sie, Ihre Schultern in Ruhe zu lassen, sie nicht mehr ständig nach oben zu ziehen, und gewinnen Sie dadurch mehr Freiraum im Nackenbereich, was Ihnen auch wieder mehr Energie spendet.

1 Stellen Sie sich aufrecht und hüftbreit hin. Die Füße und Knie zeigen nach vorn. Legen Sie das Thera-Band® in seiner vollen Breite mittig wie eine Stola quer über Ihren oberen Rücken und Ihre Schultern. Fixieren Sie die Bandenden jeweils unter den Füßen, sodass das Band im aufrechten Stand eine straffe Spannung aufweist.
Lassen Sie nun Ihre Schultern von der Spannung des Bandes nach rechts und links außen und gleichzeitig nach unten ziehen. Versuchen Sie sich gleichzeitig größer zu machen, mit der Wirbelsäule zwischen Ihren Schultern nach oben heraus zu wachsen. Schieben Sie das Kinn zur Halswirbelsäule und den Hinterkopf nach oben zur Decke. Die Arme ruhen entspannt neben dem Oberkörper. Genießen Sie diese aufgerichtete Haltung und die entspannende Wirkung durch den Zug des Bandes 30 bis 60 Sekunden. Schließen Sie die Augen, um die Wirkung der Übung besser wahrnehmen zu können. Atmen Sie tief und gleichmäßig und lassen Sie mit jedem Ausatmen die Schultern weiter nach unten sinken und den Hinterkopf nach oben schweben. Nehmen Sie die gewonnene Freiheit der Schultern wahr. Lösen Sie anschließend das Band vorsichtig unter den Füßen und spüren Sie in aufrechter Körperhaltung ohne den Widerstand des Thera-Bandes® der Wirkung nach.

Für eine optimale Wirkung

- Legen Sie das Band in seiner vollen Breite um Ihre Schultern herum, sonst schneidet es ein und die tatsächliche Wirkung der Übung geht verloren. Am besten hält das Band auf nackten Schultern.
- Die Füße und Knie zeigen in die gleiche Richtung nach vorn.
- Strecken Sie die Knie nicht ganz durch, lassen Sie diese ganz leicht gebeugt.
- Sinken Sie nicht nach vorne ein. Heben Sie das Brustbein nach vorne oben an und ziehen Sie die Schultern nach unten in Richtung Gesäß.
- Lassen Sie die Schultern weich nach rechts und links außen fließen.
- Schieben Sie das Kinn nach hinten zur Halswirbelsäule und den Hinterkopf gleichzeitig nach oben zur Decke.

1

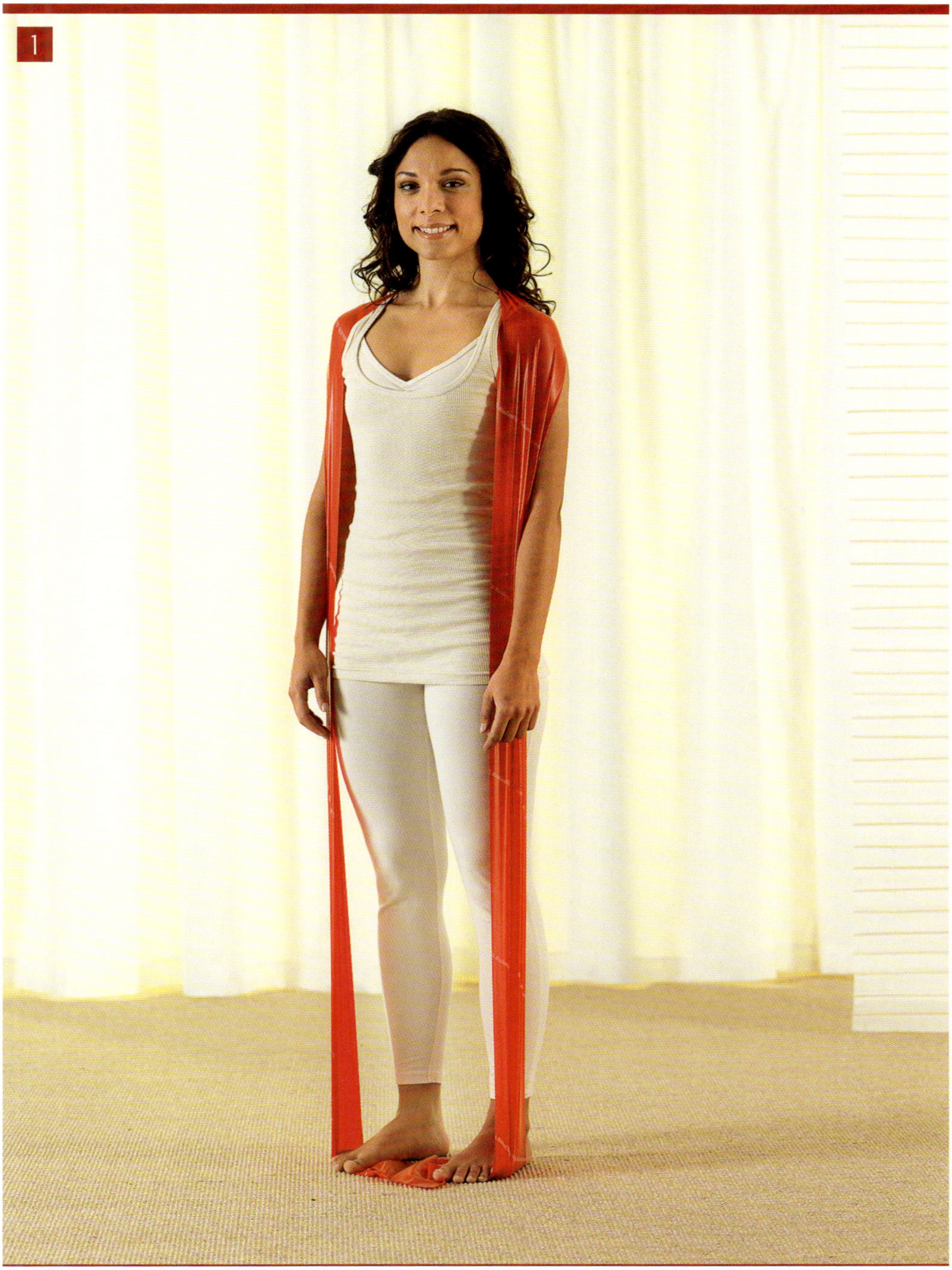

Entspannung für Schulter und Nacken

Angespannte Muskulatur hat ihre Ursache auch in der Gefühlswelt. Der Alltag zwingt uns manchmal, Gefühle wie Wut, Ärger oder Trauer zu unterdrücken. Probleme und Sorgen lassen die Muskelspannung jedoch unbewusst ansteigen. Nach und nach drücken diese seelischen Belastungen auf unseren Rücken, unsere Schultern und den Nacken. Halten Sie öfter einmal inne und tun Sie etwas für sich und Ihre Gesundheit.

Atementspannung

Der Atemrhythmus und die Atemtiefe sagen viel über unseren momentanen Gefühlszustand aus. Sind wir entspannt, atmen wir langsamer und tiefer als in einer hektischen oder angespannten Situation. Ebenso können wir aber auch durch eine bewusste Atmung die Wirkung auf uns, unseren Körper und unsere Seele verändern. Lernen Sie mit nachfolgender Übung den eigenen Atem zu erspüren, die entspannende Wirkung auf Körper und Geist wahrzunehmen und die positive Auswirkung auch für sich im Alltag zu nutzen.

MEIN RAT FÜR DEN ALLTAG

Führen Sie die Atemübung auch zwischendurch an Ihrem Arbeitsplatz durch. Um anschließend schnell wieder wach zu werden, massieren Sie Ihre Ohrläppchen sanft mit Daumen und Zeigefinger. Das weckt die Lebensgeister.

1 Setzen Sie sich bequem auf einen Stuhl oder Sessel. Lehnen Sie sich entspannt aber mit aufrechtem Rücken an und stellen Sie die Füße hüftbreit unter Ihren Knien auf. Lassen Sie die Schultern nach unten in Richtung Gesäß sinken und legen Sie die Handrücken auf Ihre Oberschenkel auf.
Ziehen Sie das Kinn in Richtung Halswirbelsäule und den Hinterkopf nach oben zur Decke. Schließen Sie die Augen.
Atmen Sie durch die Nase ein. Verfolgen Sie den Atemfluss durch Ihren Körper. Leiten Sie die Atmung bis tief in den Bauch hinein. Dabei wölbt sich die Bauchdecke nach vorne. Füllen Sie Ihren Rumpf mit der Atmung aus: spüren Sie, wie sich als Nächstes der Brustkorb weitet und sich anschließend das Schlüsselbein anhebt. Atmen Sie aus, dadurch senkt sich zuerst das Schlüsselbein, dann leert sich der Brustkorb, und am Schluss sinkt der Bauchnabel wieder nach innen. Die Ausatmungsphase sollte doppelt so lange dauern wie die Einatmung. Lassen Sie mit jeder Ausatmung die Schultern tiefer sinken und die Gesichtsmuskulatur mehr entspannen.
Zählen Sie insgesamt 25 Atemzüge. Öffnen Sie anschließend langsam die Augen und strecken und rekeln Sie sich.

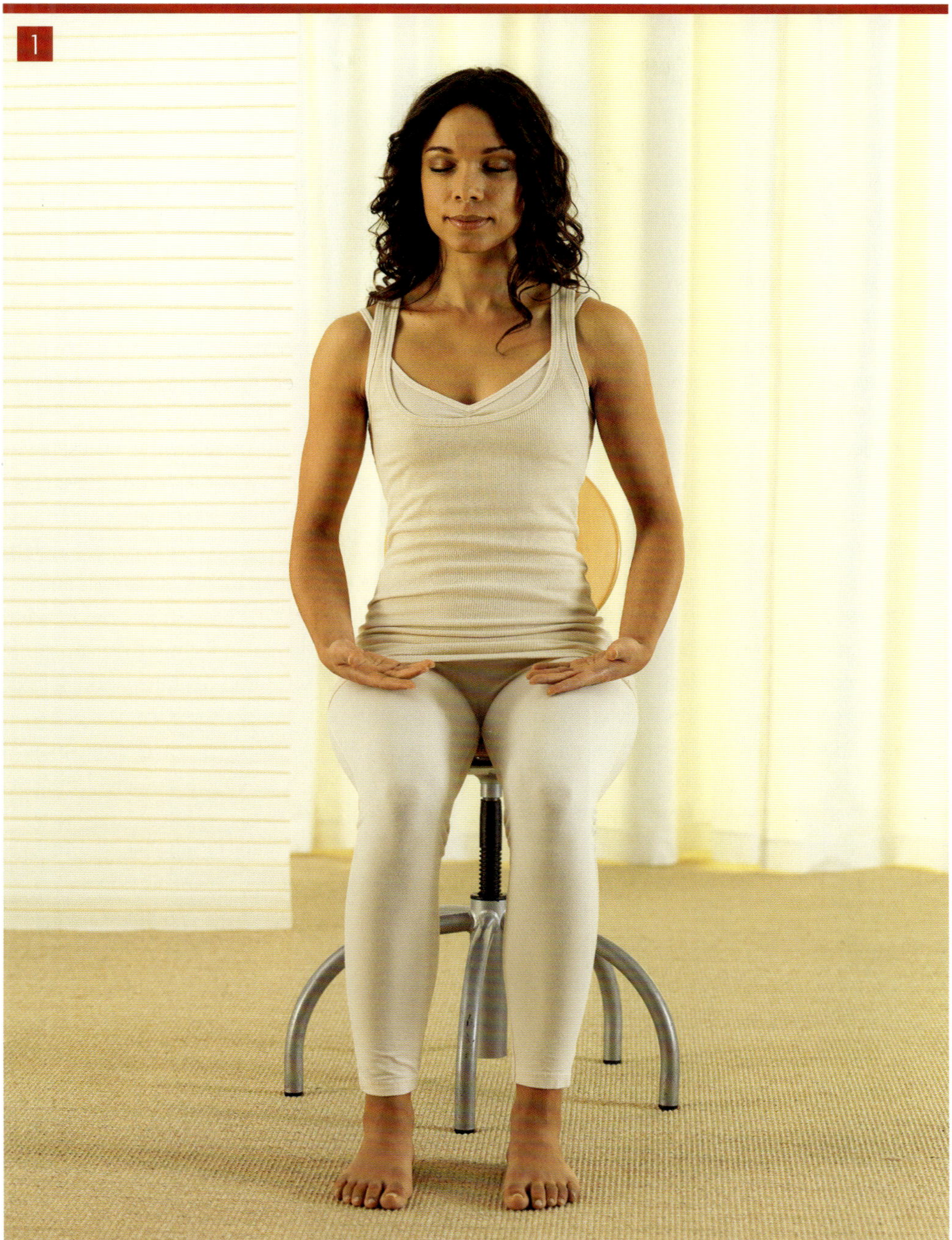

Progressive Muskelrelaxation

»Der Mensch muss wieder lernen, mit seiner Energie sparsam umzugehen und die Ausgaben unter Kontrolle zu halten«
Jacobson, 1993

Die Entspannungsmethode »Progressive Muskelrelaxation« wurde um 1930 in den USA von dem Arzt und Neurophysiologen Edmund Jacobson entwickelt. In Deutschland setzte sich diese Methode erst in den letzten 25 Jahren wirklich durch.

Durch das abwechselnde An- und Entspannen einzelner Muskelgruppen wird ein Entspannungszustand hervorgerufen, durch den negative Gedanken wie zum Beispiel Angst oder Aufregung bekämpft werden können. Gleichzeitig fördert die Progressive Relaxation ein besseres Gefühl für die Muskelarbeit. Die Qualität der Anspannung entscheidet über die Qualität der Entspannung. Wenn Sie regelmäßig üben, wird Ihnen bald nur noch die Vorstellung der Anspannungsphase genügen, um in einer kritischen Situation (zum Beispiel im täglichen Berufsverkehrsstau oder am Arbeitsplatz) einer Verspannung entgegenzuwirken, ohne dass Sie Ihre Muskeln tatsächlich an- und wieder entspannen.

Für eine optimale Wirkung

- Atmen Sie während der Anspannungsphase gleichmäßig weiter und lösen Sie anschließend die Anspannung mit der Ausatmung wieder auf.
- Atmen Sie während der Entspannungsphase tief und gleichmäßig ein und aus und nehmen Sie die Veränderung in Ihrem Körper, vor allem im Schulter- und Nackenbereich, wahr.

Aufzug

1 Setzen Sie sich aufrecht auf einen Stuhl. Die Füße befinden sich hüftbreit senkrecht unter den Knien. Die Knie sind tiefer als die Hüften positioniert.

Greifen Sie mit den Händen rechts und links an die seitliche Kante der Sitzfläche. Ziehen Sie die Sitzfläche so kraftvoll wie möglich nach oben. Die Schultern ziehen hoch zu den Ohren. Halten Sie diese Spannung 5 Sekunden und lösen Sie diese mit dem Ausatmen, die Schultern sinken wieder tief in Richtung Gesäß. Spüren Sie 15 Sekunden der Entspannung Ihrer Muskulatur nach. Wiederholen Sie dies 3- bis 5-mal.

Druckkraft

2 Setzen Sie sich aufrecht auf einen Stuhl. Die Füße befinden sich weiter als hüftbreit senkrecht unter den Knien. Die Knie sind tiefer als die Hüften positioniert.

Ballen Sie beide Hände zur Faust und drücken Sie diese fest zwischen Ihren Oberschenkeln auf die Sitzfläche. Dabei schieben die Schultern in Richtung Gesäß, der Oberkörper bleibt aufrecht. Halten Sie diese Spannung 5 Sekunden und lösen Sie sie mit dem Ausatmen.

Spüren Sie 15 Sekunden der Entspannung nach. Führen Sie 3 bis 5 Wiederholungen durch.

Erweiterte Variante

Erweitern Sie die Übung um Ihre Gesichtszüge. Beim Gesicht sollten Sie die Anspannung und Entspannung langsam geschehen lassen. Ziehen Sie die Augenbrauen zur Nasenwurzel, bis auf der Stirn Falten entstehen. Schließen Sie die Augen und kneifen Sie diese fest zu. Rümpfen Sie die Nase und spannen Sie die Kiefermuskeln an, indem Sie die Lippen fest zusammen- und die Backenzähne aufeinanderpressen. Lassen Sie mit der Entspannung die Gesichtsmuskeln von der Stirn aus wieder weich auseinander fließen. Spüren Sie, wie Ihre Stirn wieder glatt wird.

Die Gesichtsübung können Sie auch als separate Übung in Ihren Alltag einbauen.

Dadurch erhalten Sie Ihre Gesichtszüge vital und die Gesichtsmuskeln entspannt.

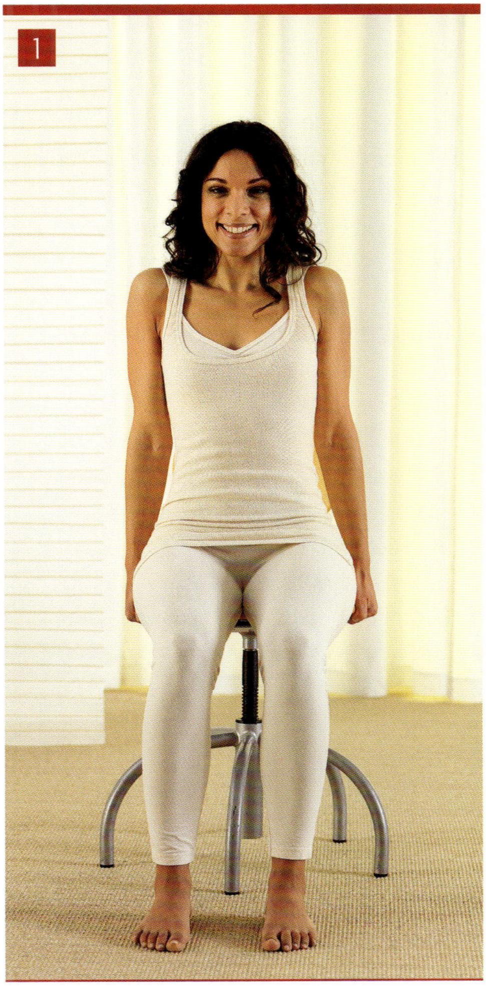

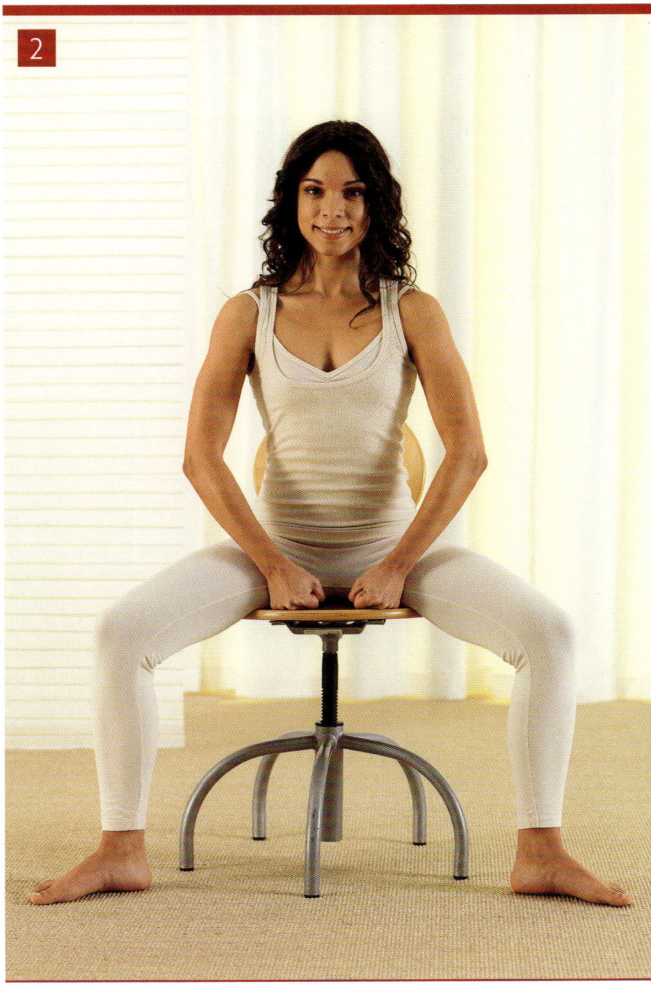

Selbstmassage mithilfe der Fußreflexzonen

Die Fußreflexzonenmassage beruht auf der Zonentherapie des amerikanischen Arztes Dr. William Fitzgerald (1872–1942) um 1917. Er teilte den menschlichen Körper in zehn Längszonen ein, die er proportional auf die Fußsohle übertrug. Durch Massage dieser einzelnen Reflexzonen regte er den Fluss von Körperenergie bei seinen Patienten an. Später wurden diese Längszonen noch in jeweils drei Querzonen eingeteilt. Begründet wurde die Fußreflexzonenmassage dann von der Physiotherapeutin Eunice Ingham (1888–1974) um 1938.

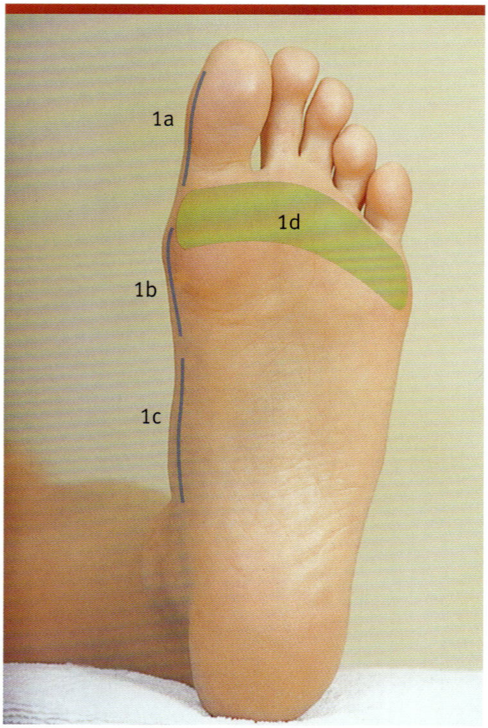

An den Fußinnenkanten befinden sich die Reflexzonen der Hals- (1a), Brust- (1b) und Lendenwirbelsäule (1c) und über dem Fußballen (1d) die der gesamten Schulterregion.

In Deutschland wurde diese Methode u.a. von der Therapeutin Hanne Marquardt angewandt und im Jahre 1967 erstmals unterrichtet. Es gibt sogar geschichtliche Hinweise, dass bereits im 4. Jahrhundert v. Chr. in China die Fußreflexzonenmassage zusammen mit Akupunktur eingesetzt wurde.

Eine Reflexzonenmassage behandelt immer den gesamten Menschen und bringt ihn so zurück ins Gleichgewicht. Bereits nur 5 Minuten reichen aus, um durch die Aufmerksamkeit auf die eigenen Füße den Geist vom Alltag abzuschalten und eine wohltuende Wirkung zu erreichen.

So wirkt die Fußreflexzonenmassage

Durch die Stimulation der Reflexzonen werden

- Schmerzen gelindert,
- Selbstheilungskräfte des Körpers aktiviert,
- die Muskelentspannung fühlbar angeregt,
- Spannungen und Blockaden aufgelöst,
- das Seelenleben und das vegetative Nervensystem harmonisiert,
- Giftstoffe und Schlacken ausgeschieden,
- die Energieverhältnisse im Körper wieder in ein Gleichgewicht gebracht.

Rückenwohl

Massieren Sie mit folgender Übung die Reflexzonen Ihrer Wirbelsäule an der Innenseite Ihres Fußgewölbes. Dieses Wellnessprogramm lässt sich unkompliziert in den Alltag einbauen.

Für eine optimale Wirkung

- Verinnerlichen Sie sich den Zustand Ihrer Rücken- und Nackenmuskulatur vor der Massage, um den Unterschied nach der Behandlung besser wahrzunehmen.
- Die Dauer der Druckausübung ist individuell und von Ihrem Empfinden abhängig. Je nach Gefühl können Sie nur wenige Sekunden an einem Punkt massieren bis hin zu einigen Minuten.
- An manchen Punkten können Schmerzen auftreten, diese sollten allerdings erträglich bleiben. Verweilen Sie an solchen Punkten etwas länger, bis sich der Schmerz langsam etwas löst.

1 Setzen Sie sich aufrecht auf einen Stuhl oder Sessel und legen Sie ein Bein quer über das andere, sodass der Fuß auf Ihrem Oberschenkel aufliegt. Streichen Sie diesen sanft mit beiden Händen aus. Stützen Sie mit einer Hand den Fuß und führen Sie die Massage mit dem Daumen der anderen Hand durch. Kreisen Sie mit der Daumenkuppe an der Innenseite des Fußes entlang; von der großen Fußzehe bis zur Ferse. Der Stützdruck der haltenden Hand sollte der Stärke des Massagedrucks der Daumenkuppe der anderen Hand entsprechen. Massieren Sie tief im Gewebe mit rhythmisch an- und abschwellendem Druck. Der Kontakt zwischen Daumenkuppe und Fuß sollte während der Massage nicht unterbrochen werden, gehen Sie also Millimeter für Millimeter voran. Streichen Sie zum Abschluss den gesamten Fuß sanft aus. Wechseln Sie anschließend den Fuß und führen Sie die Massage hier ebenso durch. Spüren Sie am Ende Ihrer Selbstmassage der Wirkung nach. Wie fühlt sich Ihre Wirbelsäule nun an? Was machen Ihre verspannten Schulter- und Nackenpartien? Spüren Sie einen Unterschied?

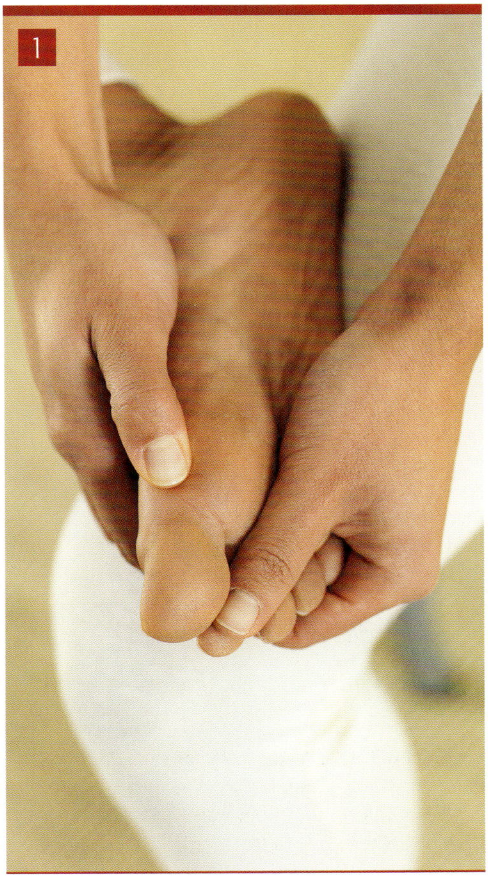
1

Stichwortverzeichnis

Über die Autorin

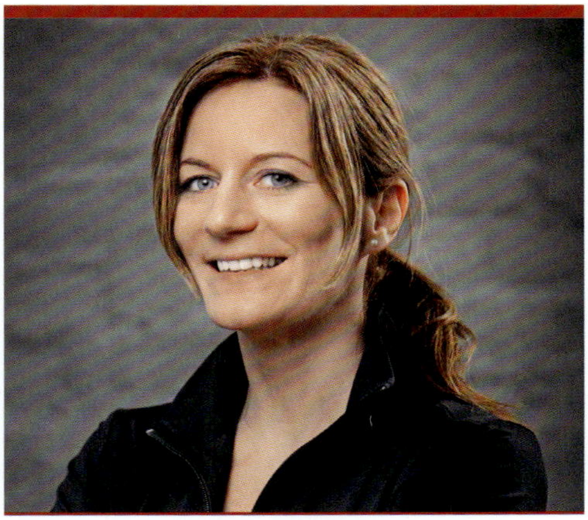

Simone Tatay

Simone Tatay ist mehrfach ausgebildete Trainerin in den Bereichen Gesundheit, Fitness und Entspannung. Sie arbeitet als Autorin und Journalistin für renommierte Fachzeitschriften und hält Vorträge zu den verschiedensten Fitnessthemen.

Impressum

Bibliografische Information der Deutschen Nationalbibliothek

Die Deutsche Nationalbibliothek verzeichnet diese Publikation in der Deutschen Nationalbibliografie; detaillierte bibliografische Daten sind im Internet über http://dnb.d-nb.de abrufbar.

4. Auflage

BLV Buchverlag GmbH & Co. KG
80636 München

Bildnachweis
Alle Fotos von Ulli Seer,
mit Ausnahme Seite 95: Michael Heinrich, Regensburg
Grafiken: Jörg Mair

Umschlagkonzeption u. Gestaltung: BLV-Verlag
Umschlagfotos:
Vorderseite: Stefan Eisend/jump fotoagentur
Rückseite: Ulli Seer

Lektorat: Daniela Luginsland
Herstellung: Angelika Tröger
Layout/DTP: Satz+Layout Peter Fruth GmbH, München

Gedruckt auf chlorfrei gebleichtem Papier

Printed in Germany
ISBN 978-3-8354-1521-8

Hinweis
Das vorliegende Buch wurde sorgfältig erarbeitet. Dennoch erfolgen alle Angaben ohne Gewähr. Weder Autorin noch Verlag können für eventuelle Nachteile oder Schäden, die aus den im Buch vorgestellten Informationen resultieren, eine Haftung übernehmen.

www.facebook.com/blvVerlag